世界の最新医学が証明した

長生きする食事

米国先端医療学会理事／医学博士
満尾 正

アチーブメント出版

巻頭付録

ひと目でわかる！長生きする食事

ひと目でわかる!

長生きするのはこんな人

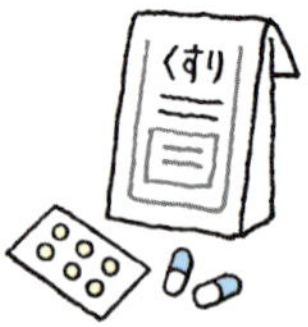

薬は長期的に服用しません。飲むときはよく医師に相談、やめることをゴールにします。

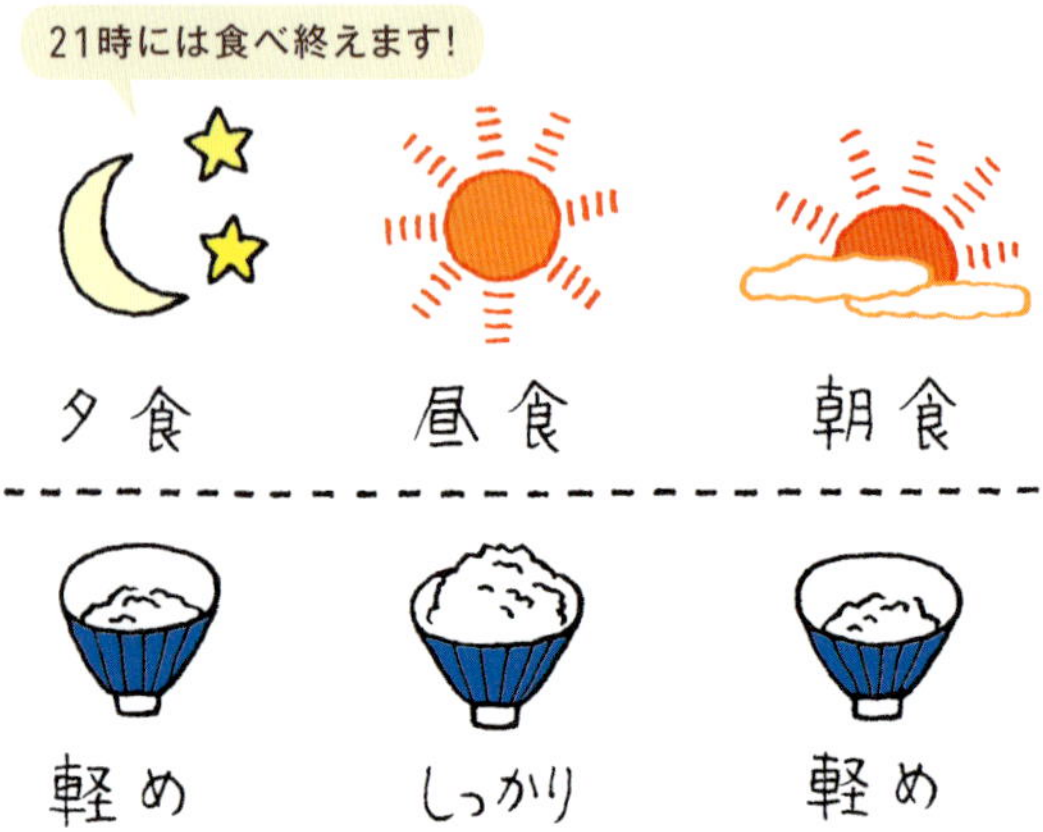

しっかりめは昼だけ。
おやつも昼間のうちだけです。

でも! 「お腹いっぱい」までは食べません。

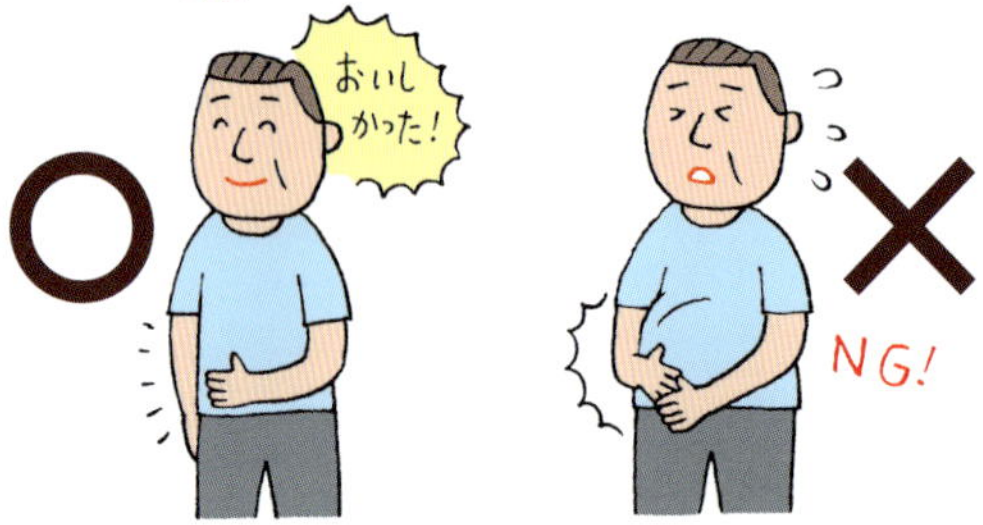

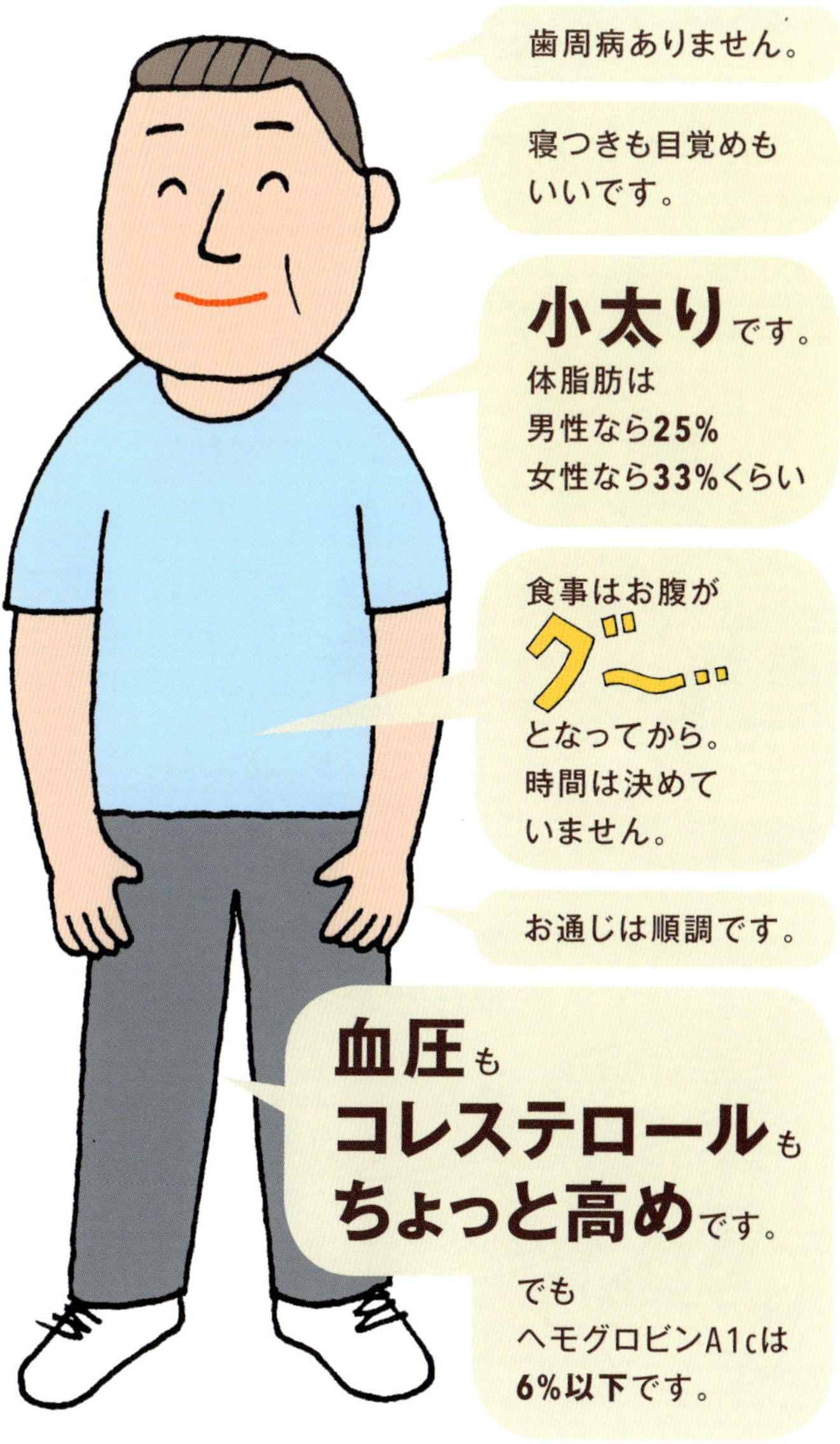
歯周病ありません。
寝つきも目覚めもいいです。
小太りです。体脂肪は男性なら25%女性なら33%くらい
食事はお腹がグ〜｡｡となってから。時間は決めていません。
お通じは順調です。
血圧もコレステロールもちょっと高めです。
でもヘモグロビンA1cは6%以下です。

ひと目でわかる！

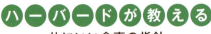

何をどれだけ食べれば長生き？

ハーバードが教える

体にいい食事の指針

「ハーバードフードピラミッド」

左のイラストは、ハーバード大学医学部の公衆衛生学教室が理想的な食生活の指針を表した「フードピラミッド」を、日本の食事情を考えて私がアレンジしたものです。上から頻度も量も少なくしてほしいもの、下に行くほど頻度も量も多くしてほしいものになっています。

お酒

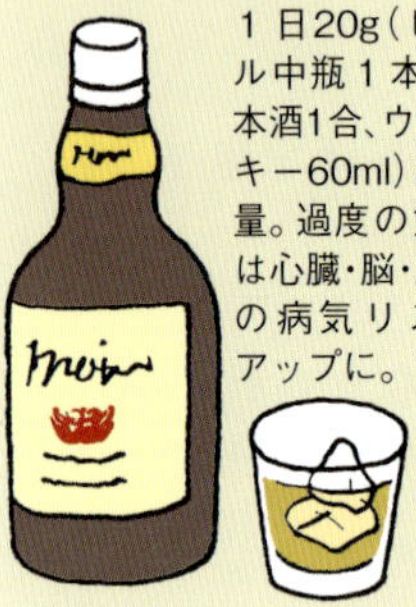

1日20g（ビール中瓶1本、日本酒1合、ウイスキー60ml）が適量。過度の飲酒は心臓・脳・血管の病気リスクアップに。

サプリメント

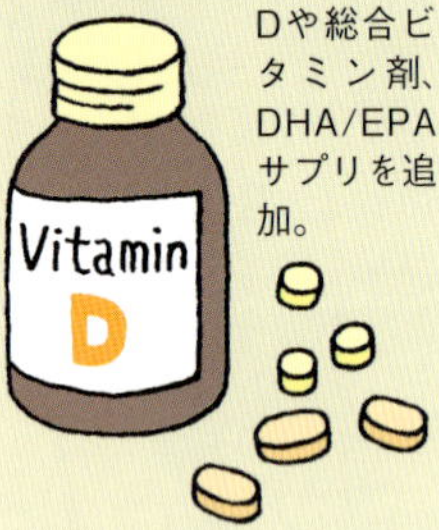

青魚が苦手だったり、野菜が不足しがちなら、ビタミンDや総合ビタミン剤、DHA/EPAサプリを追加。

できるだけ毎日

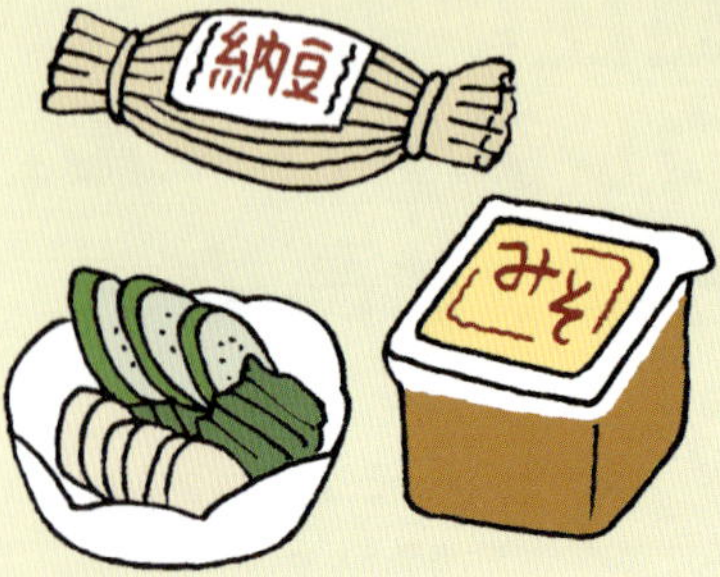

バランスのよい食事、体重管理、軽い運動を毎日の習慣に。それに加えて、納豆や味噌、漬物などの発酵食品をできれば毎食、少なくとも1日1回は食べましょう。

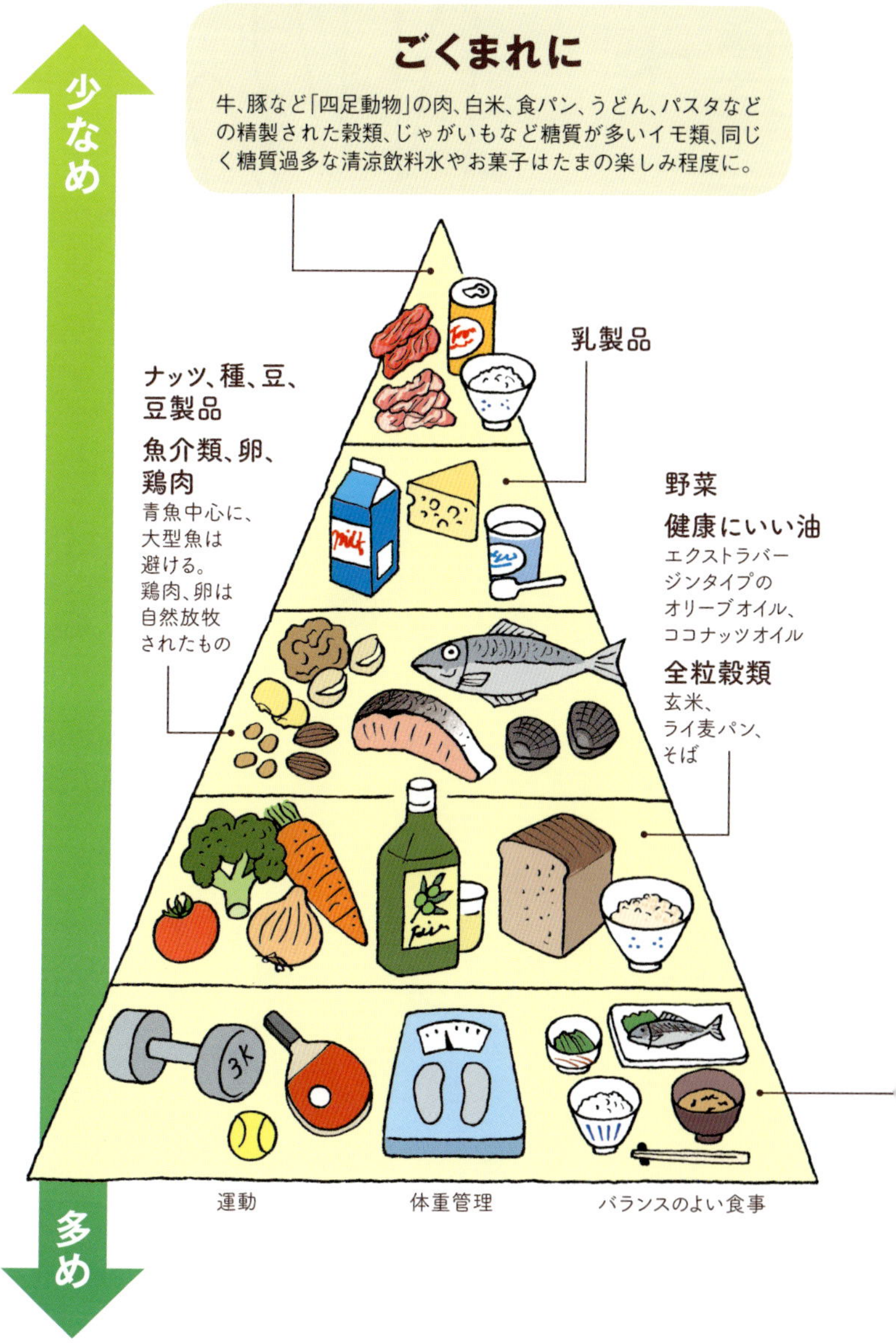
少なめ
ごくまれに
牛、豚など「四足動物」の肉、白米、食パン、うどん、パスタなどの精製された穀類、じゃがいもなど糖質が多いイモ類、同じく糖質過多な清涼飲料水やお菓子はたまの楽しみ程度に。
乳製品
ナッツ、種、豆、豆製品
魚介類、卵、鶏肉
青魚中心に、大型魚は避ける。鶏肉、卵は自然放牧されたもの
野菜
健康にいい油
エクストラバージンタイプのオリーブオイル、ココナッツオイル
全粒穀類
玄米、ライ麦パン、そば
運動
体重管理
バランスのよい食事
多め

基本

ひと目でわかる!

長生きする「適量」これくらい

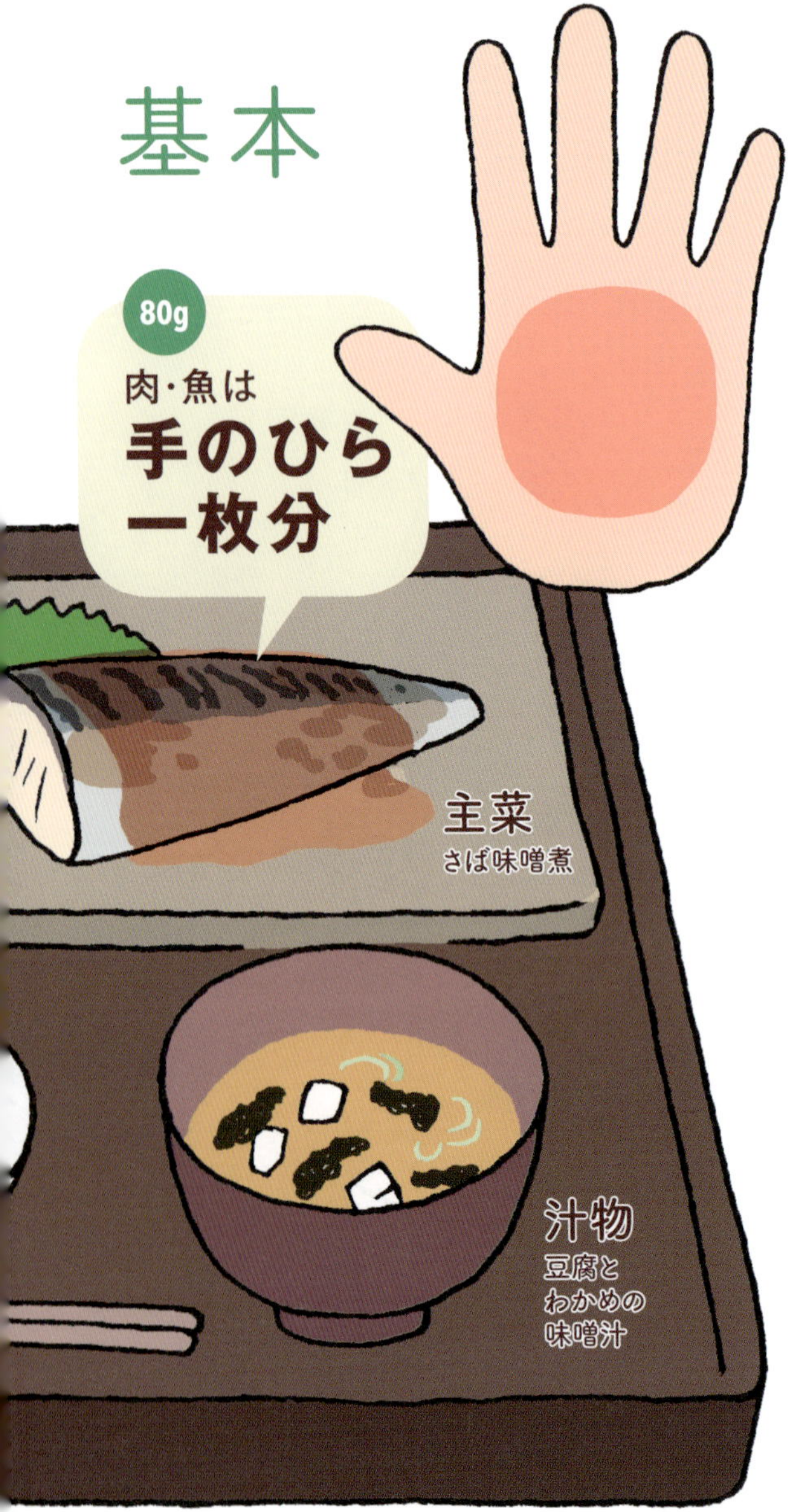

80g
肉・魚は
手のひら一枚分
主菜
さば味噌煮
汁物
豆腐とわかめの味噌汁

一汁三菜の和食が

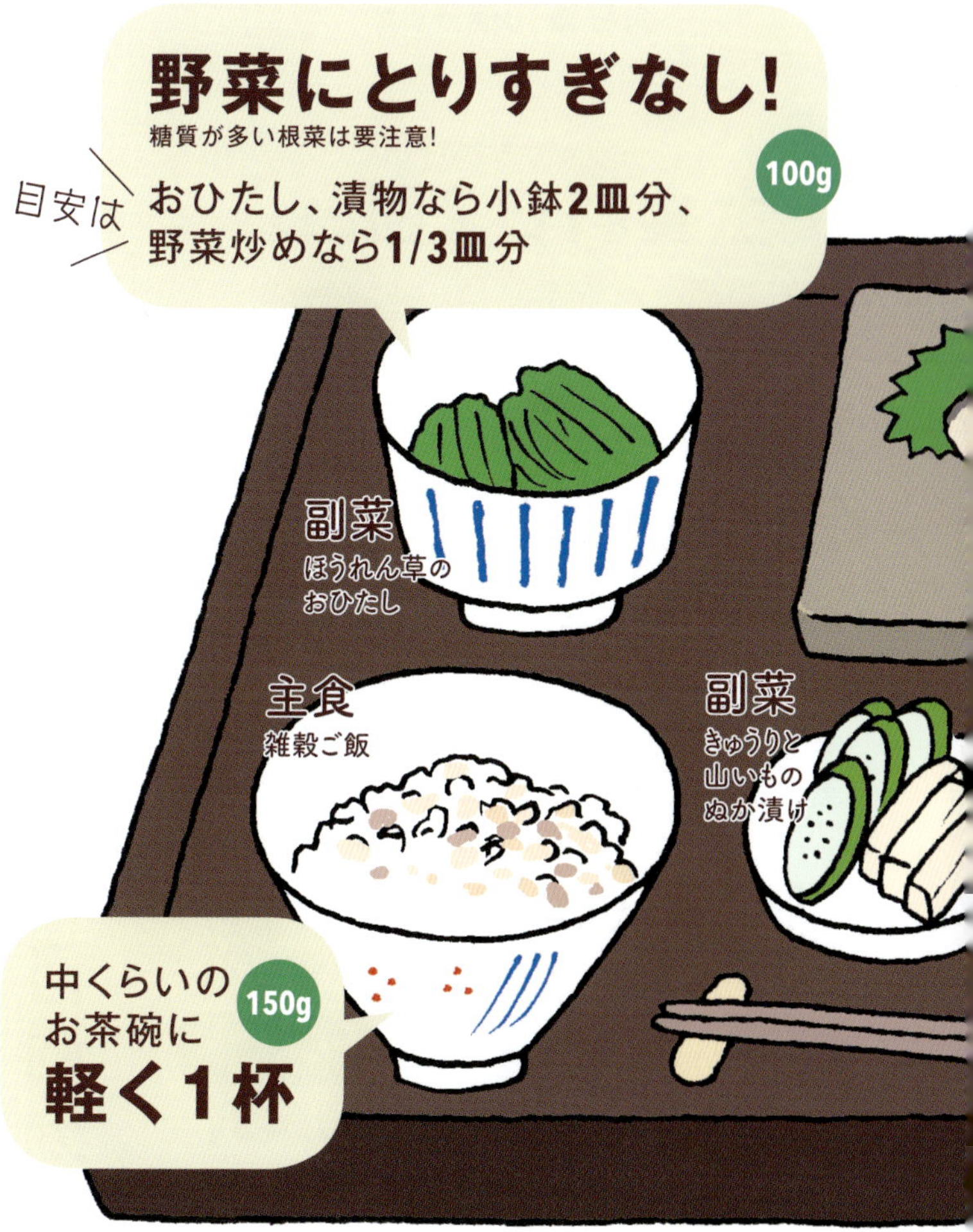
野菜にとりすぎなし!
糖質が多い根菜は要注意!
100g
目安は
おひたし、漬物なら小鉢2皿分、
野菜炒めなら1/3皿分
副菜
ほうれん草のおひたし
主食
雑穀ご飯
副菜
きゅうりと山いものぬか漬け
中くらいのお茶碗に
150g
軽く1杯

ひと目でわかる！

この食べ物の糖質、角砂糖何個分？

長生きする1日の糖質量は

150g ＝ 角砂糖（1個 糖質3g）× **50個**

角砂糖50個分まで

▼

カンタンなのは…

主食を1日2回にする

ご飯1杯（150g）の糖質 ＝ 約50g ＝ 角砂糖16.6個分

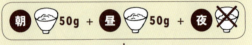

朝 50g ＋ 昼 50g ＋ 夜 ×

＋

野菜や魚・肉の糖質 約50g

＝

糖質 約**150g**

主食の糖質

＼とりすぎ注意！／

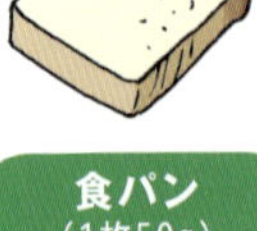

食パン（1枚50g）
糖質**22g**
＝
角砂糖7.3個分

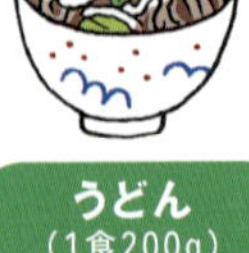

うどん（1食200g）
糖質**41g**
＝
角砂糖13.6個分

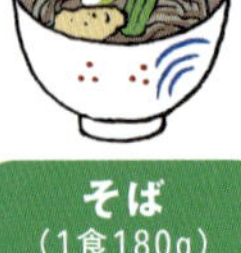

そば（1食180g）
糖質**43g**
＝
角砂糖14.3個分

※「7訂　日本食品標準成分表」をもとに各食品１食あたりのグラムに換算して糖質を算出（炭水化物－食物繊維）、糖質が1g以上の場は小数点以下省略。

肉・魚の糖質

＼ほぼ糖質フリー！／

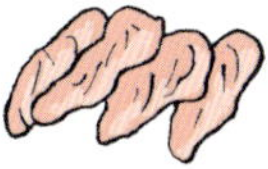

鶏肉

糖質 **0g**

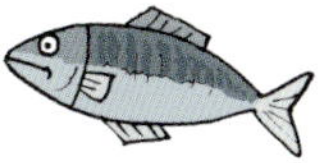

青魚（あじ、いわし）
（1尾）

糖質 **0〜0.3g**

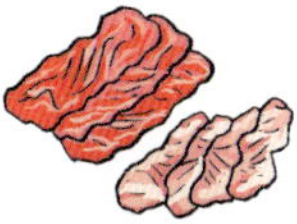

牛肉・豚肉
（1食80g）

糖質 **0.1〜0.8g**

＼葉物は安心！／

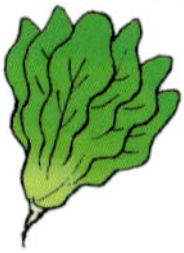

ほうれん草
（1/2束）

糖質 **0.3g**

野菜・果物の糖質

＼イモ・根菜類は食べ過ぎ注意！／

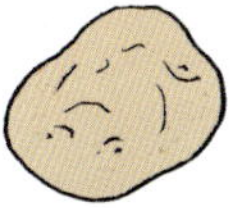

じゃがいも
（1個90g）

糖質 **14g**
＝ 4.6個分

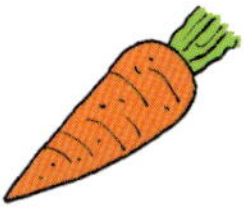

にんじん
（1本90g）

糖質 **6g**
＝ 2個分

＼やっぱり多い！／

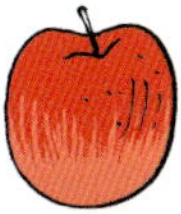

りんご
（1個200g）

糖質 **26g**
＝ 8.6個分

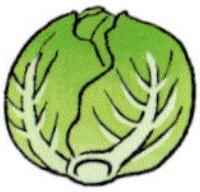

キャベツ
（1/8個100g）

糖質 **3g**
＝ 1個分

飲み物・お菓子の糖質

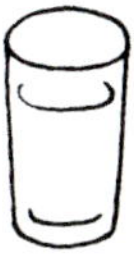

牛乳
（コップ1杯200ml）

糖質 **10g**
＝ 3.3個分

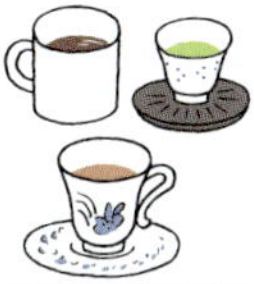

緑茶・コーヒー・紅茶
（一杯100ml）

糖質 **0〜0.2g**

／安心！＼

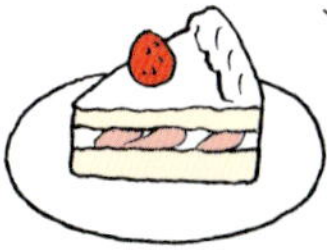

ショートケーキ
（1個100g）

糖質 **46g**
＝ 15個分

＼甘くないお菓子に注意！／

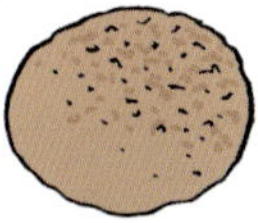

せんべい
（1枚10g）

糖質 **8g**
＝ 2.6個分

ひと目でわかる！

とるといい油、避けるべき油

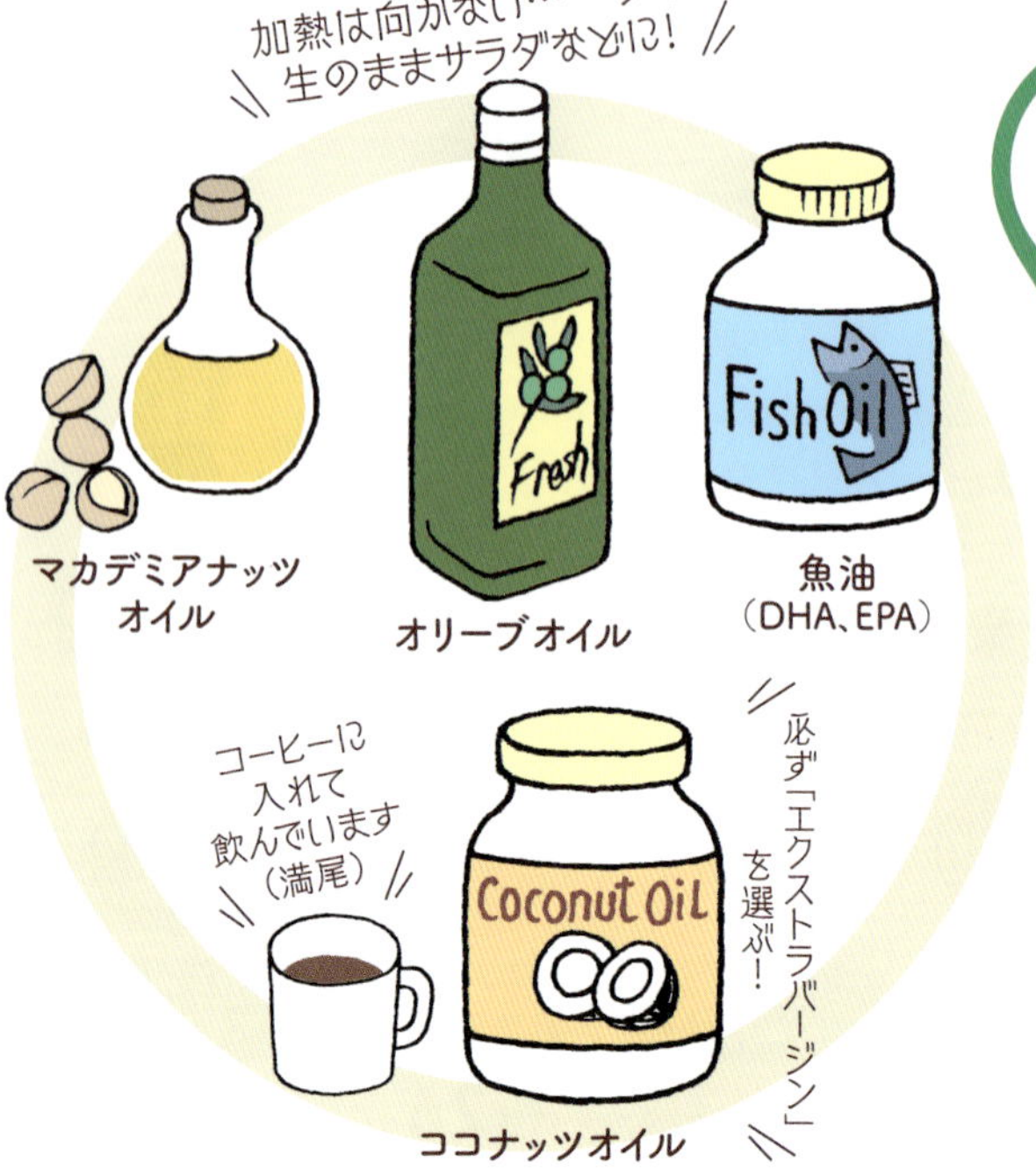
加熱は向かない……ので、生のままサラダなどに！
マカデミアナッツオイル
オリーブオイル
Fresh
魚油（DHA、EPA）
Fish Oil
コーヒーに入れて飲んでいます（満尾）
Coconut Oil
ココナッツオイル
必ず「エクストラバージン」を選ぶ！

とるといい油

↓

炎症を抑える油

↓

長生きする

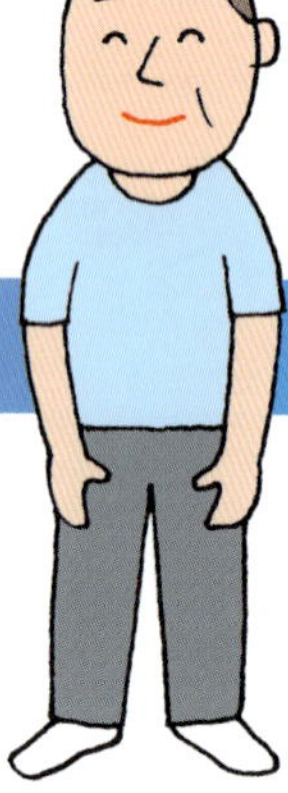

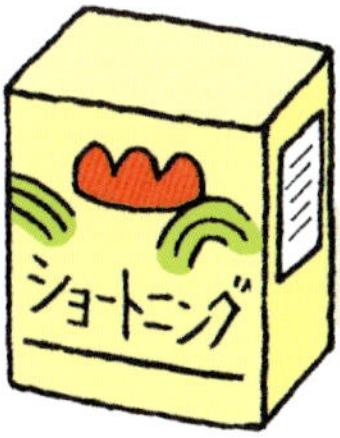

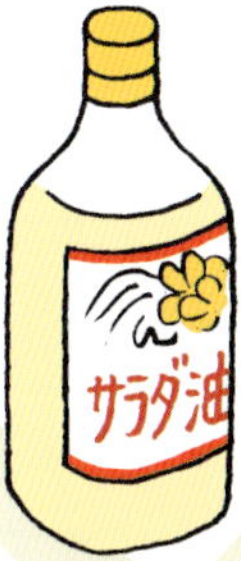

ときどきはOK!

- バター
- 牛脂
- 牛肉や豚肉の脂身

ショートニング

サラダ油

成分表をよく見よう

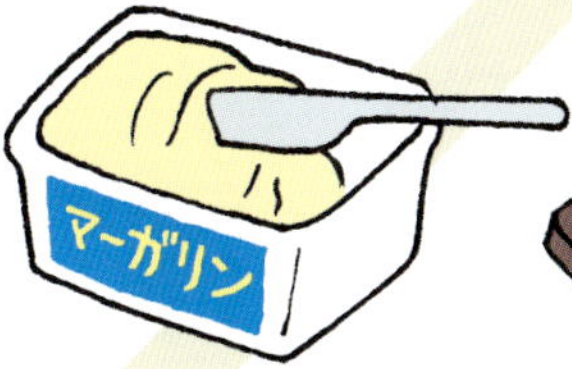

マーガリン

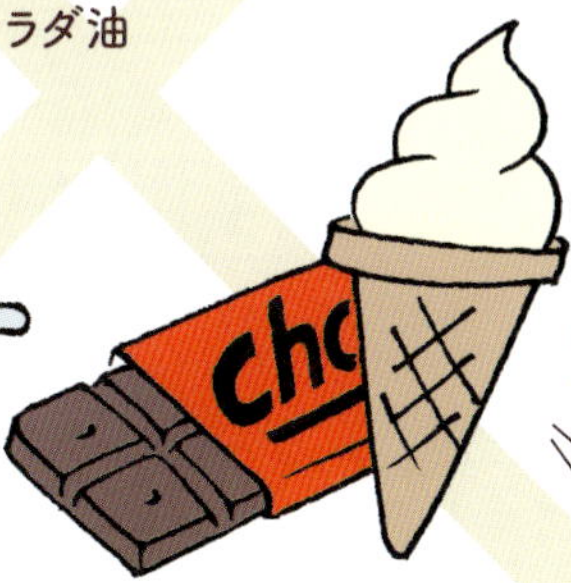

植物油脂入りの菓子類
チョコやアイスなど……

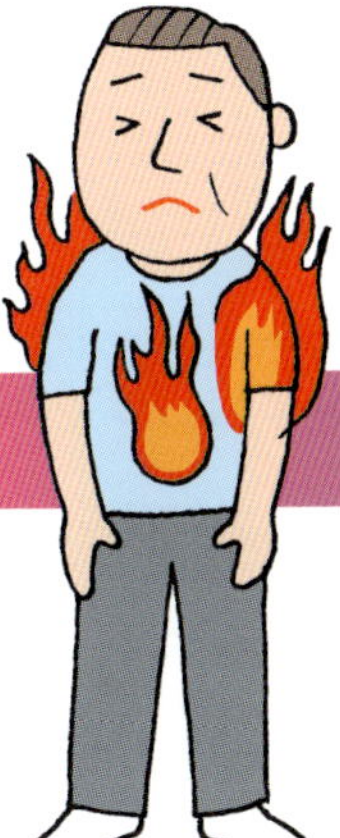

避けるべき油

炎症を起こす油

老化する

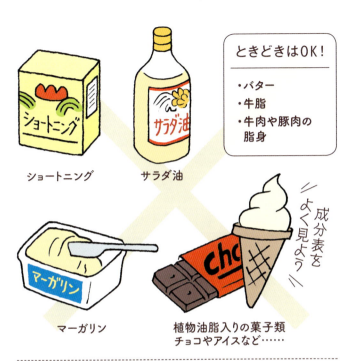

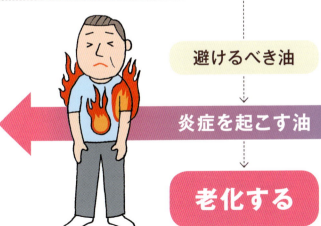

ひと目でわかる！

脳にいい食べ物

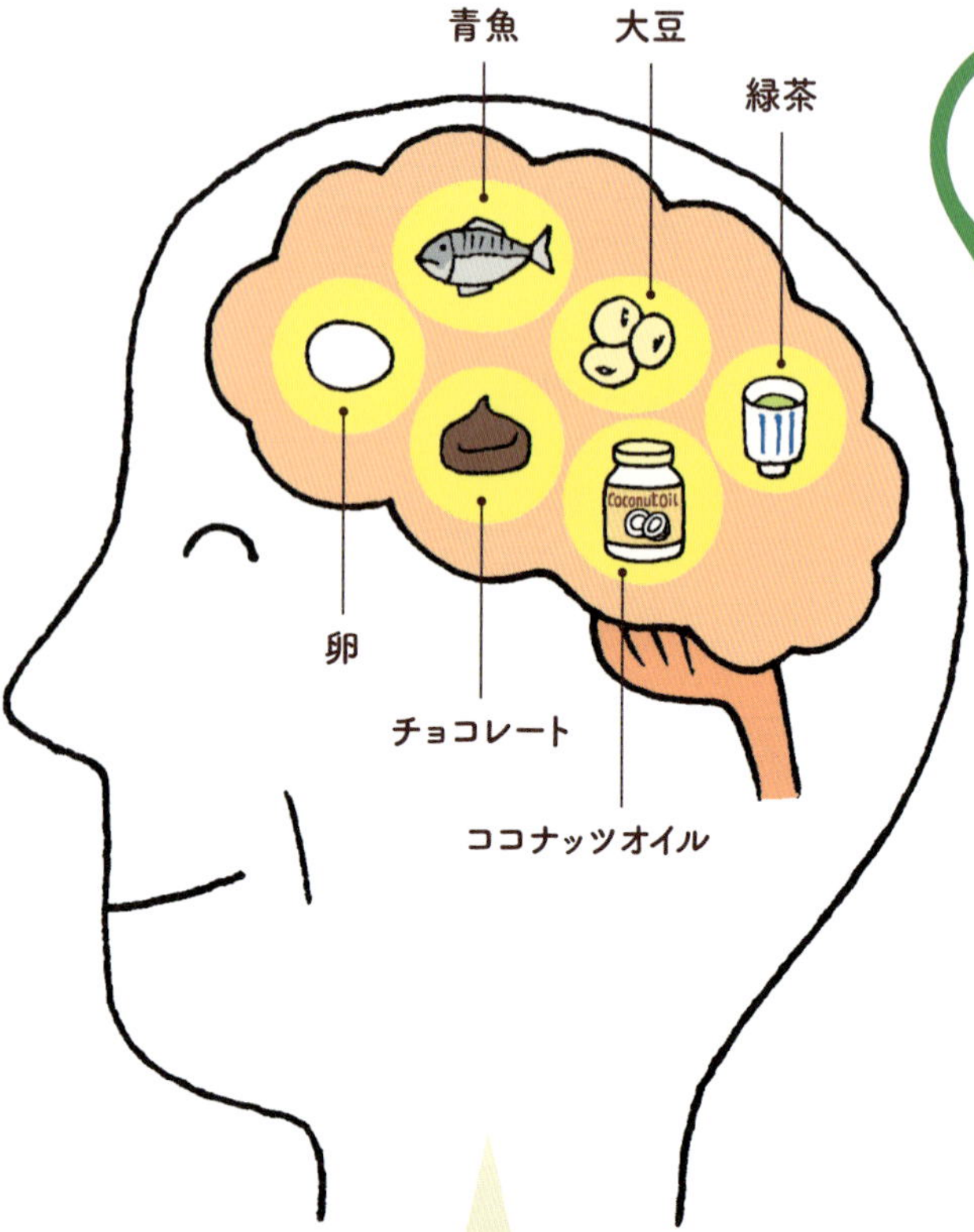

青魚に含まれる脂肪、DHAは、
脳神経伝達をスムーズにして働きをサポート。
ココナッツオイルは脳神経細胞を働かせるエネルギーに。
アルツハイマー改善にも期待。
卵や大豆に含まれる「レシチン」は記憶力をアップ。
卵には脳萎縮を予防するビタミンB群も豊富。
緑茶は認知症になるリスクを減らしたり、リラックス効果も。
チョコレートは脳神経細胞を増殖させる力をサポート。

ほかにもこんなことが脳には大切

血圧

実は「ちょっと高め」が長生きにつながる血圧。脳へ十分な血液を送り込むためにも年齢＋90は必要。

コレステロール

悪役にされがちなコレステロールは、実は脳細胞の大事な材料の１つ。コレステロール値は少し高いくらいでOK。

睡眠

脳に蓄積した老廃物は睡眠中に排泄されている。睡眠は脳のクリーニングタイム。

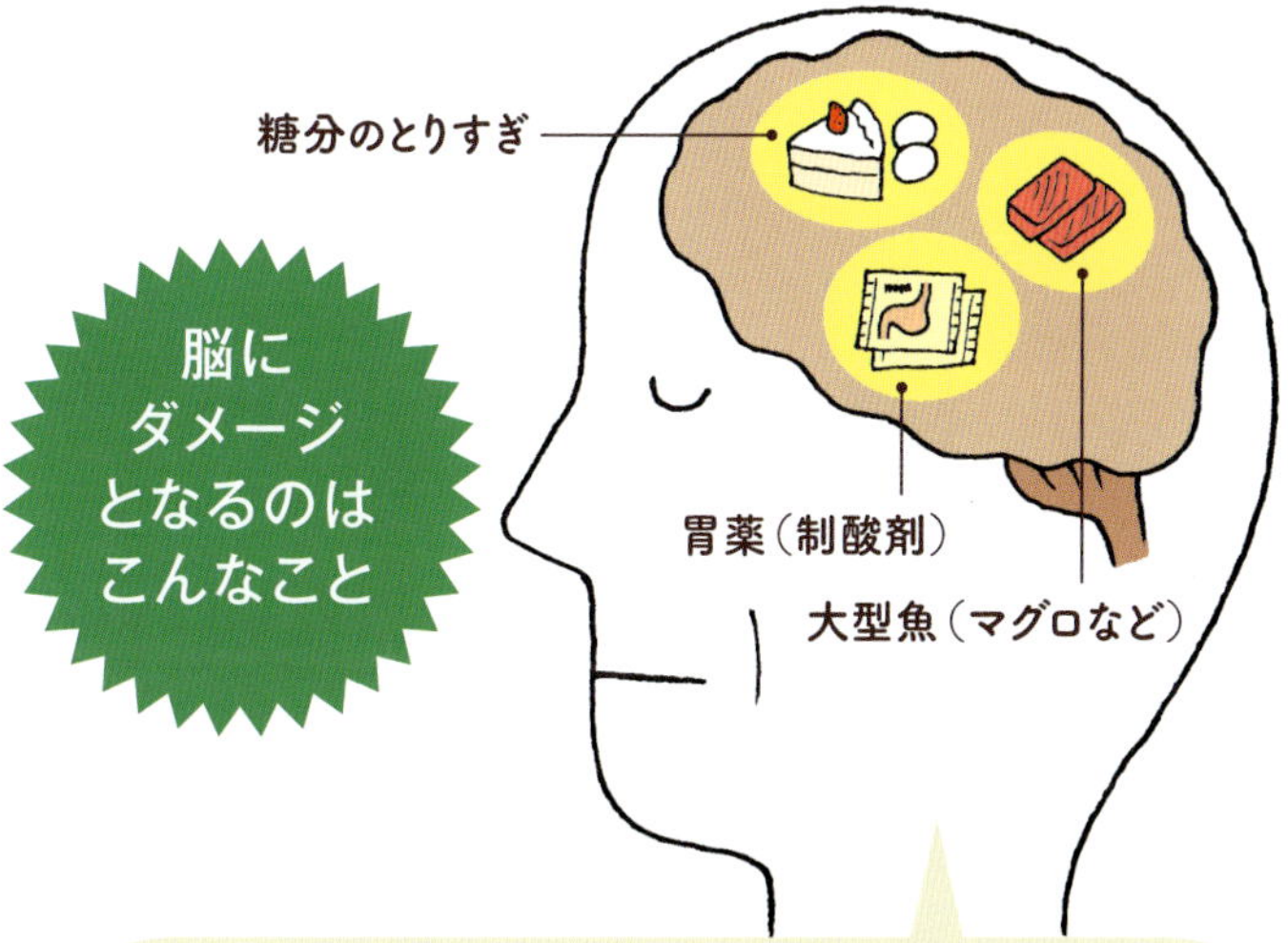

脳にダメージとなるのはこんなこと
糖分のとりすぎ
胃薬（制酸剤）
大型魚（マグロなど）

糖質の分解には脳を働かせるための大切な栄養素、ビタミンB群が必要。甘いものを食べ過ぎるとどんどんBが消費されビタミンB欠乏となり、脳萎縮を招くことに。

マグロなどの大型魚は、脳細胞を破壊する、水銀など有害金属の蓄積が心配。とり過ぎ注意。

胃酸の分泌を抑えるH2ブロッカーという制酸剤の長期服用は認知機能の低下を招く可能性あり。逆流性食道炎で処方されている場合があるので、お薬手帳の確認を。

ひと目でわかる!

血管・血液にいい食べ物

心筋梗塞　脳梗塞

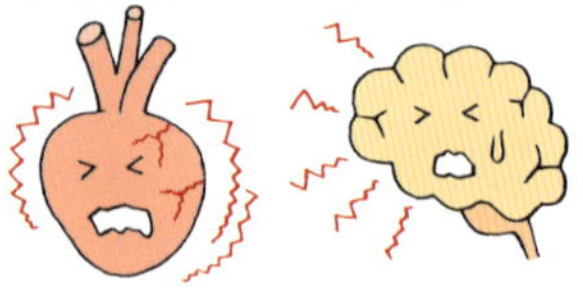

を予防!

血管の劣化を防ぐ

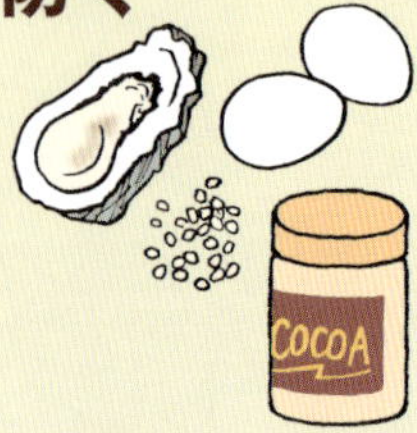

牡蠣、卵、ココア、ゴマ

亜鉛

血管に悪

インスリン

血糖値を下げるホルモン。過剰に分泌されると血管を酸化させ、ボロボロに。別名「最強の老化ホルモン」!

有害金属

水銀、鉛、ヒ素、カドミウムなどの有害金属は少量でも体内にたまると、酸化が加速し、血管を傷める原因に。

血液をよくする&血管の炎症を抑える

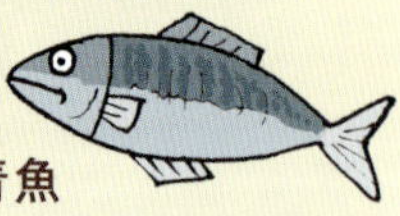

青魚

EPA
DHA
(魚の脂)

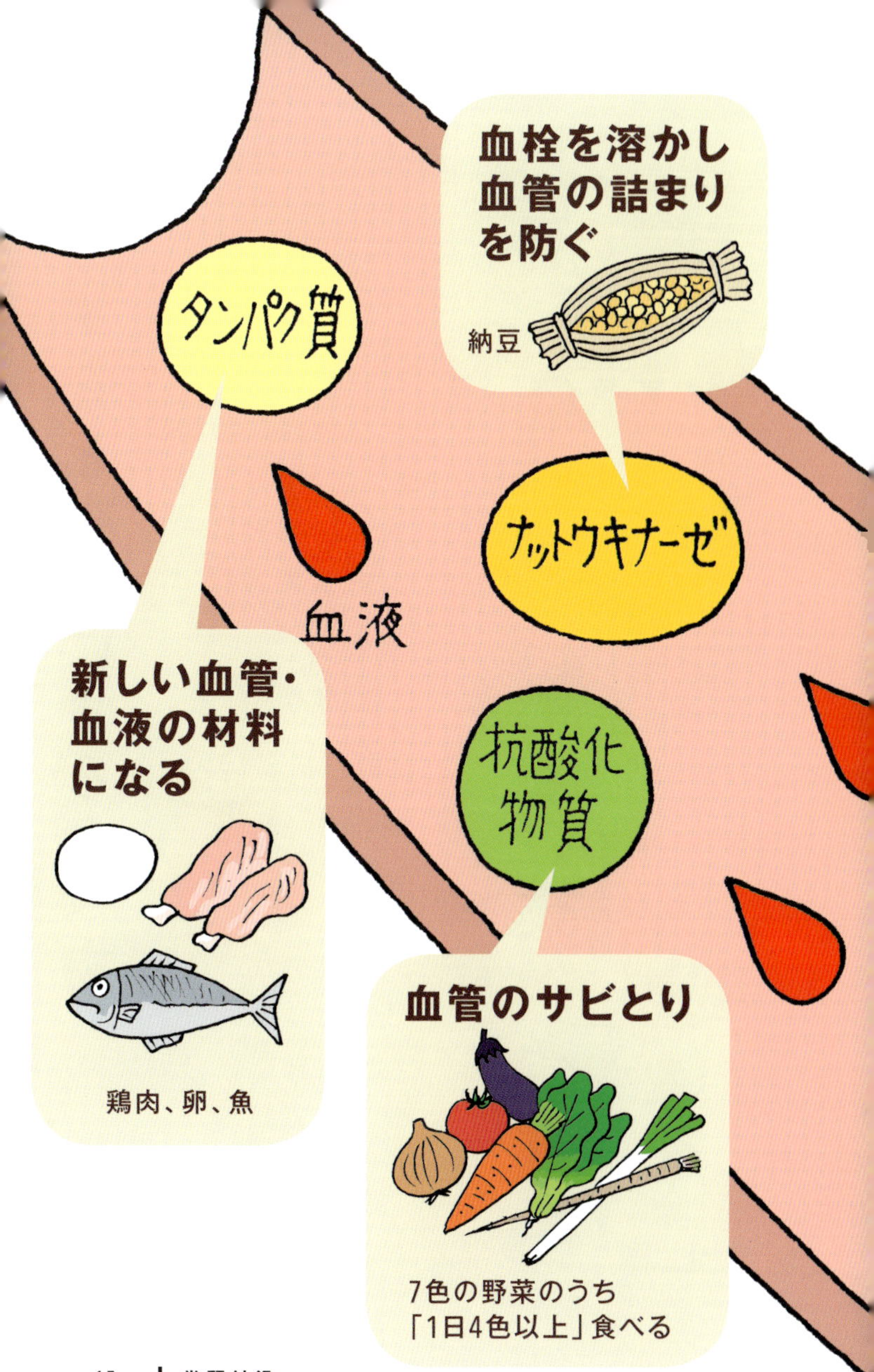

血栓を溶かし
血管の詰まり
を防ぐ
納豆
ナットウキナーゼ
タンパク質
血液
新しい血管・
血液の材料
になる
鶏肉、卵、魚
抗酸化
物質
血管のサビとり
7色の野菜のうち
「1日4色以上」食べる

ひと目でわかる!

骨を丈夫にする食べ物

大豆

大豆に含まれるイソフラボンは、骨を丈夫に保つ女性ホルモンと似た作用を持つ成分。豆腐、納豆、豆乳など大豆製品でもOK。

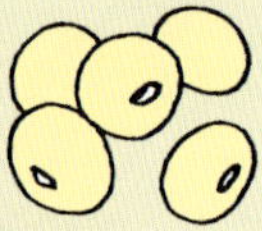

サケ

サケやサンマ、サバに含まれるビタミンDはカルシウムの吸収を促し、丈夫な骨づくりをサポート。

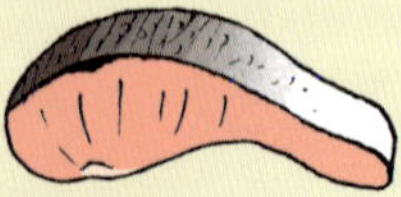

自然薯・里イモ

滋養強壮野菜の代表、自然薯や里イモには、若返りホルモンの「DHEA」が豊富。DHEAは骨をつくる細胞を活性化し、骨を破壊する細胞の働きを抑えるよう働きます。

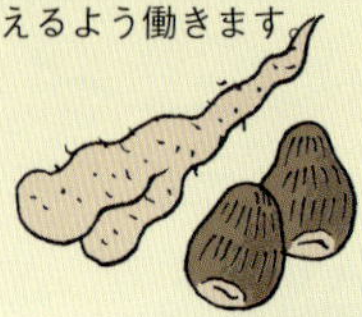

納豆

納豆菌がつくる「ビタミンK」は骨の代謝に関与して、新しい骨の形成を促進。骨粗鬆症の治療薬としても使われています。

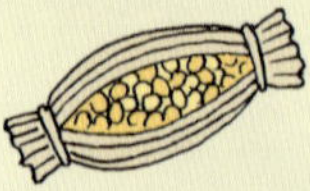

はじめに　60歳からの食事で寿命は変わる

私が国内ではじめてアンチエイジング専門クリニックを開いてから、16年が経ちました。アンチエイジングというと美容をイメージされがちですが、本院は抗加齢――つまり、健康で長生きするための専門病院です。

毎日、私のところには
「疲れがとれなくなってきた」
「あちこち痛みが出てきて不安」
「物覚えが悪くなってきた……」
など、40代、50代と歳を重ねれば誰もが感じる衰えに不安を抱いた方たちが多く訪れます。

そして、**60代になり「老年期」ともなると、その速度はさらに早まります。**

しかし、「もう歳だから仕方ない」とあきらめるのは早計です。

確かに、加齢による衰えは誰も避けることのできないもので、現実として受け止める必要があります。しかし、その上で大事なのは「この歳だからこそ、どう体に気を使うか」を考えることでしょう。

実のところ、**60代からの健康状態は、体への気の配り方ひとつで大きな差がつきます。**

みなさんの周りにも、いつも若々しさを保ち、「とても60代には思えない」と思う人がいるのではないでしょうか？

そんな若さを維持している人と、実年齢以上に老け込んでしまう人との格差を生む、大きな要因となっているのは食事です。

本書は、**最先端の科学的な裏付け、特に抗加齢医療の正しい知見をもとに、元気に長生きするための正しい食習慣をご紹介するものです。**

人間は、どうあっても「老い」からは逃げられません。

しかし、歳を重ねながらも老化せず、元気な体を維持するために必要なことが、最先端のアンチエイジングの研究から、次々と判明してきました。

それらの老化を防ぐ方法の中でも、大きなウエイトを占めているのが、食事なのです。

たとえば、食事の改善によって期待できる健康への福音は次のようなものです。

- 加齢で増えやすくなった体重のコントロール
- 認知症、うつ、糖尿病、心臓や血管の疾患の予防
- 骨や筋肉の劣化予防
- 見た目の若々しさの保持
- 風邪やインフルエンザにかかりにくい免疫力の維持・強化
- 元気で明るい毎日を送るための体力の保持

60歳以降、「体のどこにも悪いところがない」ということが、人生の充実度を大きく変えることは間違いありません。

これからお伝えする『長生きする食事』を実践していただくことで、みなさんに実年齢よりも若々しく、病気とは縁遠い、幸せな老年期を過ごしていただきたいと思います。

遅すぎる、ということはありません。今日から始めていきましょう。

目次

第1章 60歳の体に起きること

第2章

健康で長生きするのは、どんな人？

第3章

長生きのための20の食習慣

第4章

食の常識、ウソ・ホント

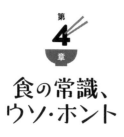

第1章

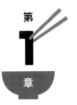

60代の体に起きること

60歳は人生の節目といわれますが、
実は体調の節目でもあります。
ここでは60歳の体には
どんな変化が訪れて、
どんなリスクが高まるのかを
見ていきましょう。

60代の過ごし方が健康格差を生む

老年期をイキイキと若々しく過ごすことは、80代以降の「超老年期」に備えるという意味でも大切です。

このごろは「人生100年時代」ともいわれますが、体に不具合を抱え、寝たきりになってまで長生きをするのは避けたいものです。しょっちゅう病院のお世話になりながら、細々とただ長生きすることは誰も望んでいません。

体のどこも病んでいない、痛みもない、そして心も常に晴れやかに超老年期を過ごせることこそ重要だということは、いうまでもありません。

そのためには、60代からの体への気配りが絶対に欠かせないのです。

日本人の人生最後の10年間は不健康!?

みなさんは「健康寿命」という言葉を聞いたことがあるでしょうか。

これはWHO（世界保健機関）が2000年に提唱した考え方で、日常生活を大きく損ねるような病気やケガをすることなく、介護や支援を必要とせずに自立して生活できる期間のことをいいます。

健康寿命は、ただ寿命が長ければよいとはいえず、「健康に」長生きすることこそ重要だという考え方が背景にあるわけです。

アメリカのワシントン大学の研究チームが発表した調査結果によれば、2013年の健康寿命は日本が世界で1位となっており、男性が71歳、女性が75歳。

その一方で、２０１３年の日本人の平均寿命は男性がだいたい80歳、女性がだいたい86歳です。

「健康寿命」と「平均寿命」の差は9〜10年ほどの開きがあることがわかります。

つまり、**人生最後の約10年を不健康に終えている人が多い**ということ。

体のどこかに不具合がある状態が10年続くなんて、考えたくもないことですね。「日本人は世界一寿命が長い」と聞くと誇らしいですが、その裏側にあるのが、こうした日本人の老年期の厳しい現実なのです。

この現実を肝に命じつつ、「健康寿命」と「平均寿命」の差をいかに埋めていくかということが、今後の大きな目標になるでしょう。

「次に備える」食事が健康格差を生む

人間は、幼年期、少年期、青年期、壮年期、そして老年期というように、少しずつ体の変化を体感しながら歳を重ねていきます。

それぞれの時期には、次に迎える時期をイキイキと過ごせるよう活力を蓄えることも非常に大切です。

この点、従来は、「老年期は壮年期までに蓄えた活力によって余生を過ごす時期」と考えられており、老年期になれば「次に備えること」を考える必要性が意識されてこなかった面があります。

しかし、**現代は高齢化が進み、多くの人が「超老年期」を迎える時代**です。

老年期は、引き続き「次に迎える時期のために活力を蓄える時期」だという意識を持つ必要があります。

60代を、

「もう衰える一方だ」

と考えて食事などの生活習慣に無頓着に過ごす人と、

「超老年期に向けて活力を蓄えよう」

と考えて食生活に気を配る人とでは、天寿をまっとうするまでの数十年間の「幸福度」に大きな違いが出てくることは間違いありません。


まずは「60代だからこそ起こる心と体の変化」とその仕組みを理解し、これからみなさんの体にどんな変化が起きるのか、それはなぜかということを知っておきましょう。

それをふまえた上で、体の変化が原因となる不調を起こさないための食事について見ていきます。

60代で起こる体の変化① ホルモンが減る

老年期のはじめに起こるのが、体内のホルモン分泌の変化です。人により差はあるものの、加齢に伴い、**早い人では40歳前後から男性ホルモン「テストステロン」や女性ホルモン「エストロゲン」の分泌量が減少**し始めます。その影響から、50代、60代に体や心に変調を来す人は少なくありません。

特に女性が更年期障害に苦しむケースが多いことは、みなさんご存じでしょう。更年期障害は閉経を迎える前後に発症し、一般には10年ほどにわたって肉体的な不快症状や情緒不安定などの心の変調といった様々な症状に悩まされます。

これは、閉経によって体内のホルモン環境が変化することが原因です。

女性ホルモンの分泌が減少することはもちろんですが、女性にも男性の1割ほどの量の男性ホルモンの分泌があり、そこから女性ホルモンがつくられることはあまり知られていないかもしれません。そのため、閉経を迎えて男性ホルモンの分泌が減ると、女性ホルモンの分泌も同時に減ってしまいます。

男性ホルモンは「行動のホルモン」とも呼ばれ、行動するために必要な意欲、決断力、記憶力、筋肉量や筋力を維持することなどに関わっています。

このため、**男性ホルモンの分泌が減少すると意欲が減退し、外出を好まなくなったり、人づきあいを避けがちになったりする**ケースもあります。

このほか、些細なことが気になったり、落ち込みやすくなったり、最近あった出来事などを覚えておく記憶力が低下したと実感することもあります。

また、男性ホルモンは、筋肉をつくることにも関わるため、分泌が減れば筋力も低下して、疲れやすくなるといったことも起こりやすくなります。

ホルモン変化で急激に骨がもろくなる

閉経後は骨粗鬆症のリスクが高まることが知られていますが、これも男性ホルモンの分泌量低下が要因の1つです。

男性ホルモンには骨をつくる役割が、女性ホルモンには骨からカルシウムが溶け出すのを防ぐ役割があります。**丈夫な骨を維持するには、男性ホルモンと女性ホルモンがともにしっかり働くことが重要**なのですが、加齢により両方のホルモンの分泌が減ると、骨がもろくなってしまうのです。

一方、男性の場合、ホルモン分泌量の低下は女性に比べればゆるやかです。しかし、定年退職など生活環境の変化が相まって、「男性の更年期障害」が出ることもあります。

ホルモン減少と同時に気力も減る

男性ホルモンの分泌が低下すると、「行動の意欲」が減退することは先にご説明しました。

加えて、60代に入ると、それまでの社会的役割を終えるケースは少なくありません。会社員時代のような「地位」がなく、守り育ててきた子どもは独立し、経済的にもそれまでつちかった財産と年金収入で生活するようになるなど、60代は生活のありようが大きく変化する時期でもあります。

ホルモン分泌量の低下に加え、社会的役割の変化も重なれば、特に「心」は変調をきたしやすくなります。

疲労が抜けなかったり、不眠になったり、抑うつ状態になったりといった

症状が現れるようであれば、更年期障害の可能性も疑ってください。

なお、男性ホルモンの分泌量低下の原因は、加齢だけではありません。大きな要因となるのは、ストレスです。

強いストレスを感じると体内ではストレスホルモンが分泌されるのですが、このとき、男性ホルモンの分泌が抑制されてしまうのです。

この仕組みからわかるのは、男性ホルモンをしっかり分泌させるためにはストレス解消が重要だということです。

心のもちようを見直して笑顔を絶やさないようにすること、気持ちが潤うような映画や音楽などに親しむこと、十分な休養をとる生活スタイルを構築することなどが、若々しさを保つことにつながります。

60代で起こる体の変化②　代謝が落ちて太りやすくなる

60代に入ると、白髪が増えたり薄毛になったり、シミやシワが増えて肌荒れもしやすくなります。

このほかにも、関節が痛んだり、急に太ったり、風邪をひきやすくなったりといった体の変化をひしひしと感じるようになるものです。

こうした体の変化の主な原因は、実は「代謝の低下」にあります。

代謝とは、食事で体に取り込んだ栄養素が、脳や体の活動のためのエネルギーとなったり、細胞や血液、ホルモンなどに変化したりすることをいいます。**代謝は「生命活動そのもの」といってもいいでしょう。**

代謝は40歳前後から低下し始めます。俗にいう「中年太り」が起きるのは、代謝の低下によるものです。

代謝が落ちて男性も「冷え性」に

食事で取り込んだ栄養素や体内に蓄えられている体脂肪を熱に変え、呼吸や心拍、体温の維持といった生命活動を行うことを「基礎代謝」といいますが、この**基礎代謝が1日に消費するエネルギーの6〜7割を占めています。**

基礎代謝は、若々しさを保つ上で非常に重要です。**人により老化の速度に違いがあるのは、基礎代謝の差によるといってもいいほどです。**

基礎代謝が低下して熱を生みにくい体になれば、血液がスムーズに流れなくなり、呼吸する力は衰え、取り込める酸素の量も減っていきます。すると、いくら食事から栄養を摂取しても、体でその栄養を活かしきれなくなってしまいます。そして、熱を生みにくく血の巡りが悪いということは、体が冷えやすくなるということ。

健康な人の体温は37度より少し低いくらいが正常で、36度よりも低い場合は「低体温」といえます。

「冷え性」というと女性がなりやすいイメージがあるかもしれませんが、60代以降は男性でも冷え性になる人が増えてきます。これは、老化により代謝が低下するためです。


低体温になると、まず、細胞の機能が低下します。

細胞には熱を発生させたりタンパク質を合成したりする働きがあります。その働きによって、新しい細胞に入れ替わる仕組みがありますが、老化によって働きが低下すると、この入れ替わりの速度が遅くなっていくのです。

高齢になるとシミやシワができるのは、細胞の機能の低下によるものです。

また、カロリー消費能力も下がります。

一般には体温が1度下がるとカロリー消費能力は1割ほどダウンするといわれていますから、低体温は肥満の原因になるといってもいいでしょう。

体温が下がると、免疫の低下にもつながります。寒い冬に風邪がはやる理由の1つに、鼻腔内の温度が低下するためだという報告もあります。

高齢になるほど風邪をひきやすくなる原因には、基礎代謝の低下からくる低体温により、免疫力がダウンしていることも一因です。

つまり代謝が正常であれば、見た目の若々しさを保ちやすくなるのはもちろん、太りにくく病気になりにくい、内面も若々しい状態でいられるということなのです。

60代で起こる体の変化③ 心臓、脳、骨の発症リスクがUP

ホルモン環境の変化、代謝の低下などにより、60歳を超えた体は、病気やケガが一気に噴出します。

高齢者の場合は病気やけがをきっかけにそのまま寝たきりになってしまうケースが多々あります。 寝たきりの主な原因には、脳卒中、認知症、骨折、関節疾患のほか、長期の病床生活を余儀なくされるガンなどがあります。

病気には発症しやすい年齢（好発年齢）があります。脳卒中や認知症、ガンなどの病気や骨粗鬆症を発症しやすい年齢は、40〜60代。40代、50代を大過なく過ごしてきたという人も、**60代に入ればこれらの病気・ケガの発症リスクが高まります。**

それぞれの病気について、少し詳しく見ていきましょう。

脳卒中は寝たきりの大きな要因に

脳卒中は、脳の血管が詰まったり切れたりする病気の総称です。みなさんがよく耳にする、「脳梗塞」「脳出血」「くも膜下出血」などを指します。

脳卒中の怖さは、一度発症して倒れると、後遺症が残って寝たきりになるおそれが大きい点にあります。

平成28年に厚生労働省が行った国民生活基礎調査によると、介護が必要になった主な要因のうち、一番多かったのは認知症、次いで脳卒中でした。

脳卒中の中でも発症割合が多いのは、脳の血管が詰まる「脳梗塞」です。6割強を占めており、60代以降は発症リスクがぐっと高まります。

脳卒中が起きる主な原因は、さかのぼれば、血管が硬く破れやすくなる「動脈硬化」にあります。動脈硬化とは、血管の壁が変質して柔軟性を失ってしまう現象です。

動脈硬化はガンについで多い病気であり、脳卒中だけでなく心筋梗塞の大きな要因にもなっています。

動脈硬化は主に生活習慣によって引き起こされるものです。

中でも大きな要因が、食事であることはみなさんご存じでしょう。

60代からは何をどう食べるかが、自分の血管の健康を左右すると知っておきましょう。

血管を詰まらせるのも、血管を硬くするのも、食べたものが大きく影響することは間違いないからです。

「発症したらどうしよう……」不安が大きい認知症

年を重ねるにつれ、「自分は認知症になるのではないか……」という不安が増すものです。自分だけでなく、家族の生活も激変させてしまうことがわかっているからこそ、なんとしても予防したい病気です。

認知症には、主なものとして「脳血管性認知症」と「アルツハイマー型認知症」の2つがあります。

脳血管性認知症は、脳梗塞や脳出血など、動脈硬化が原因となって発症します。**どちらかといえば男性が発症する割合が多い認知症**です。

一方、アルツハイマー型認知症は、脳に「アミロイドベータ」と呼ばれるタンパク質が蓄積し、「老人斑」というシミができて発症すると考えられています。老人斑が神経細胞を破壊して脳を萎縮させ、脳の機能を低下させるとされています。

アルツハイマー型認知症の発症は女性に多いのが特徴です。男性の1・5～2倍と推測されています。

認知症の原因については212ページで詳しくお伝えしますが、体の中で起こる炎症、血管の劣化、そして糖尿病などが引き金になっているといわれています。

つまり、何を食べ、何を食べないかが、認知症予防に大きく影響するということです。

骨粗鬆症が寝たきりの引き金に

日本骨粗鬆学会の2015年ガイドラインによると、骨粗鬆症の患者数は1300万人以上といわれており、そのうち約8割を女性が占めています。

これは、先に少し触れたように、閉経後の女性は骨をつくったり骨からカルシウムが溶け出すのを防ぐ女性ホルモンと、骨をつくる男性ホルモンの分泌が急激に低下するためです。

骨粗鬆症の怖いところは、転倒などにより骨折しやすくなり、それをきっかけに寝たきりになるケースが多いことです。

特に太ももの付け根にある大腿骨頸部は、骨がもろくなると軽い力が加わるだけであっさり折れてしまいます。大腿骨頸部を骨折するのはやはり女性が多く、男性のおよそ3倍にものぼります。

60代はガンの発症リスクが高まる

日本人の死亡原因の1位の疾患であり、健康長寿を妨げる最大のおそれがあるのが、ガンです。

ガンの中でも**肺ガン、胃ガン、大腸ガンは、60代に発症リスクが高まること**が知られています。

さらに70歳前後になると、肝臓ガンや前立腺ガンの発症も増えてきます。女性の場合、ガンの中で最も罹患率が高いのは乳ガンです。発症のピークは50代ですが、60代でも50代と同じ水準で発症します。

体のトラブルは食生活改善で防げる！

ここまでで、60代に入った体にはいろいろな望ましくない変化が起きることがわかっていただけたことかと思います。

しかし、心配はいりません。これらのリスクは、食事を変えることで低減させることが可能です。先に少しだけお伝えしますと

60代で起こる体の変化①　ホルモン量が減る

→女性ホルモンと似た働きをする食材、男性ホルモンを増やす働きをする食材を食べる。

60代で起こる体の変化② **代謝が落ちて太りやすくなる**

↓食べる順番や量を意識改革し、血糖値コントロールをマスターして太らない食べ方を習慣にする。さらに代謝を上げる食材を食べる。

60代で起こる体の変化③ **心臓、血管、脳の病気が噴出する**

↓血管と血液の質を改善したり、認知症予防効果のある食材を食べる。同時に、血管に悪影響を与えたり、体の炎症を起こす食材を遠ざける。

そんな薬のような食べ物があるの？と疑問に思われるかもしれませんが、食べたもので体が変わるのは自然の摂理です。私たちの体は食べたものでつくられているのですから。

逆にいえば、食べるものを変えることなしに、60代から訪れる病気や老化のリスクを避けることはできないともいえます。

第2章

健康で長生きするのは、どんな人？

元気で長生きな人とは、
具体的にどんな体の持ち主なのでしょうか。
古い健康常識を払拭して、
最新の医学的な情報をもとに、
目指すべき目標を
ここではっきりさせておきましょう。

古い「健康常識」を最新情報にアップデートする

第1章では、食生活を見直すことで60歳以降に起こる様々な変化に対応できることをお話ししました。

続いて具体的な食生活の改善ポイントを紹介したいところですが、その前に1つ、みなさんに知っておいていただきたいことがあります。

それは、「健康長寿を目指す」というとき、どんな体の状態を念頭に置くべきなのか、逆に気にしなくていいのはどんな点か、ということです。

ここでは、巷によくある間違った、もしくは古い健康常識を払拭して、最新医学にもとづいた本当に正しい、目指すべき体についてお伝えしていきましょう。

コレステロールは低くないほうがいい

読者のみなさんの中には「コレステロール値が高いと病気になりやすい」と信じている人がいらっしゃるのではないかと思います。

健康診断などでコレステロール値に問題があると指摘され、「食生活を見直して、何とかコレステロール値をコントロールしなくては」と考えている人や、病院からコレステロール値を低下させるために薬を処方されている人もいるでしょう

しかし、コレステロール値については誤った情報が「常識」とされてしまっていることをご存じでしょうか。

そもそも、コレステロールは健康を守る上で大切な栄養素です。

コレステロールは細胞膜をつくり、ホルモンやビタミンDの原料となるほか、脳神経細胞をつくるのに欠かせません。

コレステロールをむやみに下げることは、健康を維持する上ではとても危険なことなのです。

コレステロール値について関心を持ったことがある人なら、「LDL」「HDL」という言葉を聞いたことがあると思います。一般に、LDLは「悪玉コレステロール」、HDLは「善玉コレステロール」と呼ばれています。

これは、LDLが高いと心臓疾患が起きやすいという理論が背景にあるのですが、実はその理論そのものが近年の研究によって「疑わしいもの」とされつつあるのです。

最新の研究によれば、心臓血管疾患の真の原因は組織の炎症にあります。

ＬＤＬが増加するのは、傷んだ組織へ救助物質であるコレステロールを運ぶのが目的であるようです。ＬＤＬは肝臓から組織へコレステロールを運ぶ運搬トラック、ＨＤＬは組織から肝臓へコレステロールを戻すための運搬トラックにあたります。つまり、**悪玉と呼ばれるＬＤＬも、善玉のＨＤＬも、組織の炎症から体を守るためにがんばって働いてくれている**のです。

全身の細胞がコレステロールを必要とするときにはＬＤＬが増えて、必要でなくなったときにはＨＤＬが増えるという考え方は、理論的に無理がないように思います。

つまり、**生活習慣が乱れてＬＤＬが増えるということは、「それだけ全身の組織が傷んでいて、修復のためにコレステロールを必要としている」と考えるべき**なのです。

コレステロール値を下げる薬は体の修復を遅らせる!?

このような考察をふまえれば、**コレステロール値を下げる薬を服用することでLDLを下げてしまうのは、かえって体の修復を遅らせてしまうリスクがある**ということになります。

実際、生活習慣の改善で全身の状態が良好になると、LDLが減少してHDLが増加する現象が見られます。

つまり、全身状態の改善を図れば、結果としてLDL値を下げることにつながるのです。

LDL値が高い場合には、安易に薬に頼らず、LDL値が高くなる原因を探って改善を目指すほうが正解なのです。

なお、コレステロールの基準値については医師の間でも意見が分かれています。少なくとも「下げれば下げるほどよい」というわけではありません。

ちなみに、ＬＤＬコレステロールの日本の基準値は１４０mg／dl以下です。国により基準値が異なる状況ですから、この問題についてはもっと議論が必要でしょう。

コレステロール値が高いという理由で薬を服用するよう医師からすすめられた場合は、こうした事情もふまえ、よく相談することが大切です。

コレステロール値は摂取する食品に影響されない

コレステロールに関して食生活面についても触れておきましょう。

アメリカでは、食生活指針において、コレステロール摂取の基準値が撤廃されています。**専門家委員会が、「コレステロールの摂取過剰でも、健康への懸念はない」という見解をまとめた**のです。

これは、あまり知られていない事実です。

血中のコレステロールの約8割は、肝臓でつくられています。食品から摂取する分は全体の2割にすぎません。

多くの人が信じている、**「卵やエビ、イクラを食べるとコレステロール値が上がるから食べちゃいけない」というのは、実は誤った情報です。**

これらの食品がコレステロールを上げるという証拠はありません。

若さを保つなら血圧は「少し高め」でいい

中高年になって多くの人が気にかけているのが、血圧です。

高血圧気味だという人、病院で血圧を下げる薬を処方されている人も少なくないでしょう。

しかし、**血圧は人間の脳の健康を保つために非常に重要であり、実は「ちょっと高め」くらいのほうが若々しさを保てる**というのが事実です。

もし薬の服用などで血圧を下げ過ぎれば、脳の血流は低下してしまいます。

近年は脳梗塞の発症が増える一方で、脳出血や神経萎縮などの合併症の発症が減少傾向にありますが、これは降圧剤によって血圧を抑えていることが一因ではないかと思います。

特に糖尿病の人は、上（収縮期血圧）を140以下に下げるべきではないともいわれます。

これは、糖尿病の人は動脈硬化が進んでいるため、脳に十分な血液を送るためには、ある程度高めの血圧が必要だからです。

体にその必要があって高くなっている血圧を薬によって下げれば、脳の血流が落ちて脳梗塞発症の原因になったり、視力の低下を招いたりするおそれがあります。

健康診断などで高血圧気味だといわれれば気になってしまうかもしれませんが、血圧だけに目を奪われるのではなく、長生きのためには「全身の状態」に目を向けて考える必要があることを忘れてはなりません。

血圧の目安は「年齢＋90」

では、血圧はどれくらいを目安にすればいいのでしょうか？

アメリカの心臓病学会は２０１７年、新たな高血圧の基準値として「上が１３０、下が80」と発表しています。２００３年に制定された「上が１４０、下が90」からさらに厳しさを増す形となりました。

私は、上が「年齢＋90」以下であれば問題ないと考えています。

ＷＨＯ（世界保健機関）の基準では１４０を超えると高血圧症と診断されるのですが、60歳の人なら１５０前後か、それ以下であれば心配する必要はないという考えです。

繰り返しになりますが、高齢になればある程度は動脈硬化が進むことから、脳の血流を維持するためには高めの血圧が必要なのです。血圧の下げ過ぎは、禁物です。

もちろん、高血圧は様々な病気を引き起こすのも確かです。上の血圧が180を超えるようであれば、注意が必要です。

高血圧には、塩分(ナトリウム)の過剰摂取が関係していることはみなさんよくご存じでしょう。一般には、1日に必要な塩分量は3グラムとされており、これは海藻や魚介類などを食べていれば十分に補給できる量です。

しかし、平成27年に厚生労働省が発表した「国民健康・栄養調査」によると、日本人の1日の平均的な塩分摂取量は、10グラムと非常に多くなっています。これは、醤油や味噌など塩分の多い調味料が日常的に使われているためでしょう。

塩分を控えるには、こうした調味料の使用を減らし、酢やレモンなどの柑橘類で調味したり、味噌汁はダシをたっぷり使って旨味を増すことで味噌の使用量を減らしたりするなどの工夫が必要です。

なお、**塩分の摂取量が多くなりがちなのは、味覚が鈍化していることも一因**と考えられます。

味覚を正常化するために必要な栄養素は、亜鉛です。亜鉛が豊富なのは牡蠣やシジミなどの貝類やカニ、うなぎなど。また、チーズや卵などでも補給できます。

ただし、**特に高齢者の場合、塩分の摂取制限のしすぎは禁物**です。

これは、加齢に伴って「アルドステロン」というホルモンの分泌量が減少すると、体内の塩分を維持する能力も低下していくためです。

必要な塩分をきちんととらないと、老化を促進することになります。

大切なのは、やはりバランスを考えることです。

たとえば、肉類は塩分と一緒に食べると相乗効果で血圧が高くなります。

一方、野菜をたくさんとり、野菜に豊富に含まれるカリウムを摂取していれば、塩分（ナトリウム）とバランスがとれて体の機能が正常に働きやすくなります。

同時に、大豆や海藻類をとることで、それらに豊富に含まれるマグネシウムの補給を。マグネシウムは血管の筋肉の緊張をゆるめる働きがあるため、血圧の上昇を防いでくれます。

長生きする食事ができているか？ 3つの判定法

ここまでのお話を整理すると、「コレステロール値は少し高くてもいい」「血圧も少し高めでいい」「塩分も過剰に制限すべきではなく、必要な量をきちんと摂取したほうがいい」ということになります。

では、「健康長寿を目指す」というとき、コレステロール値や血圧よりも気にすべきポイントはどこにあるのでしょうか。

最も基本的で、誰でも簡単に長生きする食事ができているかどうか、判定するポイントは

・空腹感があって、食事をおいしく食べられているかどうか

・排便がスムーズに気持ちよくできているか
・寝つきがよく、朝はすっきり目覚められているか

この3点です。

昔から「快食、快眠、快便は医者いらず」といいますが、これは的を射た言葉です。

空腹感があるのは胃腸がしっかり働いている証拠ですし、睡眠は「脳のクリーニングタイム」ですから、気持ちよく眠れていれば脳にたまった老廃物をきちんとクリーニングできていることを意味します。

排便がスムーズなのは、食事のバランスがよく、腸内の環境が整っている現れです。

食事のバランスチェックは病院でできる

さらに、もっと客観的に、精密に食生活改善のポイントを知りたい場合は、血液検査のデータをチェックすればわかります。食事のバランスが悪ければ、それはデータにごまかしようがなく表れるからです。

そもそも「食事のバランスには気をつけている」という人はたくさんいますが、栄養の知識が本当に正しくて最新なのか、自信を持っている人は少ないでしょう。また、必要な栄養素の量は一人ひとりの体質によっても異なります。

ですから、60歳を超えて体の調子により気を配っていきたいという人は、**年に一度程度は検査を受け、客観的に体の状態を把握することが必須です。**

血液検査や尿検査で何がわかるか

ここでいくつか、食事の内容によって左右される、血液検査や尿検査で注目すべき項目を紹介します。

・高感度CRP

CRPとはC Reactive Proteinの略称で、体に「炎症」と呼ばれる現象が起きると上昇するタンパク質の一種です。通常、CRPは0・1の精度で検査が行われますが、0・001の精度まで測定できるものを「高感度CRP」と呼んでいます。

炎症とは、壊れた細胞を修復する機能が十分に追いつかない場合に生まれる現象で、火事にたとえるなら完全に消火していないためにいつまでも煙がのぼっているような状態。炎症レベルが上がると、ありとあらゆる病気を発症しやすくなります。**炎症は、すべての病気の源**といってもいいほどです。

慢性的な炎症は、自覚症状はなかなか感じにくいものです。関節に炎症が起きて関節炎になれば痛みを感じますが、痛みを感じない内臓で炎症が起きていても、それを察知することはできないでしょう。

たとえば肝臓の慢性的な炎症状態を長年放置していれば、いずれ肝炎と診断されるレベルになり、そこではじめて体の不調を感じるかもしれません。

慢性的な炎症の影響については、まだ明らかになっていないこともありますが、認知症や動脈硬化についても細胞の慢性的な炎症の結果として起きているのではないかという仮説があります。

また、高感度ＣＲＰは炎症の状態を示すだけでなく、ＣＲＰ自体が炎症を悪化させることも明らかになってきました。このため、ごく微量の増加であっても、全身の健康状態に大きな影響を与える可能性があります。

体内にどの程度の炎症が出ているのか、それを知ることは10年後の健康状態を占う重要な指標になります。

なお、従来の高感度CRP値の基準値は「0・3を超えない範囲」で、比較的ゆるいものでした。私がクリニックで得た過去のデータから推測すると、高感度CRPは0・1未満を保てれば、健康を維持できると考えています。アメリカでは0・05未満とする医師もいます。

もし、みなさんがCRP値を検査して高めの数字が出た場合、炎症レベルを抑えるための食生活を心がける必要があるでしょう。

炎症は、動物性の脂をとり過ぎて「アラキドン酸」のレベルが上がると起こりやすくなることがわかっています。

また、加齢に伴って炎症は起きやすくなります。60歳を過ぎたら、動物性の脂をとり過ぎないよう、和食を中心にするなどの配慮が必要です。

・ヘモグロビンA1c

ヘモグロビンA1cは、糖尿病検査では必ず登場する血液検査の項目です。

ヘモグロビンとは、赤血球中に含まれるタンパク質の一種ですが、鉄を含むことによって全身の組織へ酸素を運ぶ重要な働きを担っています。

ヘモグロビンはいくつかに分類されますが、中でも「A1」と呼ばれるものが糖と結びつき、糖化現象を起こしたものが「A1c」と呼ばれ、糖尿病の重症度の指標として利用されています。

2013年から、日本糖尿病学会はヘモグロビンA1cが7%を超えた場合を糖尿病としていますが、私は少なくとも6~7%を超えない範囲、さらに、10年後の健康を考えた場合には、6%を超えない範囲が望ましいと考えます。そして、値が高い場合には、糖質を控える必要があります。

最近は糖質制限の考え方も広まり「糖質はなるべく控えています」という方も増えてきました。しかしそうした方の血液検査をすると、なぜか血糖値が高く出るケースが珍しくありません。聞けば**ご飯やパン、甘いものは避けているのですが、意外と糖質が多い甘みのない野菜類、一度に大量の糖質がとれてしまう清涼飲料水は警戒せず口にしている**のです。

こうした〝隠れ糖質〟のとり過ぎにも注意が必要です。

・ホモシスティン

ホモシスティンはあまり知られていない物質ですが、タンパク質の代謝過程でできるアミノ酸の一種で、体の大敵です。

血液中でホモシスティンの濃度が上がると動脈硬化を引き起こし、心筋梗塞や脳卒中を招きます。また、アルツハイマー型認知症やガンのリスクも高めることが知られています。

実際、**ホモシスティンが増えるほど5年後の生存率が低くなることが明らかにされています。**

私は、8nmol/mlを超えない範囲にするようアドバイスしています。

ホモシスティン値が高い場合、ビタミンB群を多く含む食品をとるなどの食生活の改善が必要です。詳細は、第3章で解説します。

・ビタミンD

ビタミンDは日本ではあまり注目されていませんが、健康維持のためには欠かすことのできない重要な栄養素です。

ビタミンDは、骨の主要成分であるカルシウムが体内に吸収されるのを助けるほか、骨づくりでも大切な役割を担っています。また、ビタミンDが不足すると、副甲状腺ホルモンが増えます。副甲状腺ホルモンは、食品から吸収したカルシウムの不足を補うため、骨からカルシウムを奪ってしまいます。

つまり、**骨を丈夫に保つためにはビタミンDをしっかり摂取することが不可欠**です。

体内のビタミンDのレベルはどのくらいに維持すればよいのか、かつては医師の間でも意見が分かれていましたが、現在ではビタミンD濃度の適正値は40~80ng/mlと考えられています。ちなみに、日本人の成人は平均値が約25前後で、適正値の半分以下ということになります。

ビタミンDのレベルが低いことがわかった場合は、体に必要なビタミンDを多く含むサケなどの魚を食べるのがおすすめです。詳細は、これも第3章で改めて触れたいと思います。

・オメガ6、3脂肪酸比

脂肪の中でも、「オメガ6脂肪酸」と呼ばれるものは炎症を促進し、「オメガ3脂肪酸」には炎症を抑制する働きがあります。オメガ6脂肪酸を食事でとり過ぎると、慢性炎症の原因の1つになると考えられています。

炎症を抑えてくれるオメガ3脂肪酸は、青魚に多く含まれることが広く知られています。この点、日本では食生活の欧米化が進んで魚離れが広まっており、オメガ3脂肪酸の摂取量が減少していると指摘されています。

血液中のアラキドン酸（AA）とエイコサペンタエン酸（EPA）の比率を調べる検査でわかる、AA／EPA比率は、典型的な和食中心の生活を送っている人だと約1・5程度。魚をほとんど食べず、肉が中心の食生活をしていると、この数値が8や10など非常に高くなります。これは、**体中にガソリンを撒き散らして炎症を悪化させながら生活しているようなもの**といえます。

健康維持のためには、西欧型の食事を見直し、AA／EPA比率が2程度を目指すことが必要です。

・GPT（ALT）

GPT（グルタミン酸ピルビン酸転移酵素）は、肝臓の機能をチェックするための項目です。GPTは人体のほとんどの組織に含まれていますが、肝細胞への分布が圧倒的に多く、肝細胞の破壊の際に血中濃度が上がります。このことから、GPTの値が低い場合、肝細胞が破壊される率が低く、新陳代謝のスピードが遅いと考えられます。

GPTの値は最低でも18以上、できれば20～25が望ましい水準です。GPTが18より低い場合は、糖質からアミノ酸をつくるためのビタミンB6が不足して肝臓の機能が低下していると考えられます。すると、疲れやすく、元気がなく、体が冷えやすくなります。GPTをチェックし、低めになっている場合は、意識的にビタミンB6を含む食べ物をとることが重要です。

・8-OHdG

8-OHdGは、DNAが酸化ストレスによって壊される際の副産物です。このため、数値が高いということは体内で酸化ストレスレベルが上がっていることを意味します。

8-OHdGは通常、尿中の濃度を測定しますが、可能であれば朝起きて最初の尿で測定することが推奨されています。そうすると、6時間以上体を休めた状態で、どの程度の酸化ストレスがあるかを判断できるからです。

当然のことですが、日中は身体活動も活発になるため、酸化ストレスが上昇し、8-OHdGの産生量も増えてしまいます。

8-OHdG基準値として、私は24ng/mgcrnを超えないことをおすすめしています。8-OHdGが高い人は体が酸化している状態にあるため、ビタミンCやベータカロテンなどの抗酸化物質を積極的にとることが大切です。

・無機リン

リンは、生体中でカルシウムの次に多いミネラルで、体を動かすためのエネルギーを産生するときや細胞膜や骨をつくるときに必要となる、非常に重要な成分です。牛乳や卵、魚や肉、豆類など、様々な食品に含まれています。

リン酸は肉に弾力のある食感をプラスしたり、くず肉をまとめたり、アイスクリームに粘りを出したりする目的で「pH調整剤」「乳化剤」「リン塩酸」といった名前で、食品添加物としても広く使われています。そのため、現代は添加物として口にすることが激増しており、リンの過剰摂取による健康被害が、問題視されています。

その1つが、動脈硬化です。リンの血中濃度が上がると、カルシウムとリンが血管に沈着、石灰化することで、動脈硬化が進行。そこから心筋梗塞や脳卒中を引き起こすのです。

リン酸の血中基準値は2・5から4・5㎎／dlとされていますが、これまでの論文からわかったことは、リン酸値が4㎎／dlを超えると、心筋梗塞のリスクが5割増しになるということでした(1)。そのため、2・5から3・6㎎／dlが適正であると私は考えています。

動脈硬化だけでなく、最近ではリン酸が皮膚ガンや肺ガン、高血圧とも関係しているとの情報も入ってきています。

60歳を過ぎたら、リン酸が多く使われている加工食品をとらないか、頻度を減らすこと、そして、少なくとも年に一度は血中のリン酸の濃度を調べることをおすすめします。

以上の検査項目の中には、一般的な健康診断や人間ドックでは入っていないものもあります。抗加齢医療に取り組む病院などで、検査する方法もあるので、参考にしてください。

病院は「薬を出してもらう」ところではない

病院に対して、「薬を出してくれる」ことを期待する人は多いものです。たとえば「コレステロール値が高い」と診断され、コレステロール値を下げる薬が処方されているので安心だと考えている人はいないでしょうか。高血圧も、薬を飲み続けていればよいと思っている人がいるかもしれません。

もちろん、信頼できるかかりつけの医師と相談した上で、体の状態に応じて薬を服用することは必要です。しかし、**病院に薬を処方してもらえればいいと安易に考えるのは賛成できません。**健康長寿のためには病院とのつきあい方を見直すことも必要です。

たとえば高血圧の薬は、一度処方されると一生服用が必要だと思いこんでいる人もいますが、実際には年を重ねると心臓のポンプ機能が衰えることなどによって自然に血圧が低くなるケースもあります。

血圧が高くないのに高血圧の薬を飲み続ければ、当然、体にとっては害になりえます。

高齢者の中には、高血圧の薬の服用によってメンタルが不安定になり、精神安定剤を処方され、さらに不眠気味になって睡眠導入剤を処方され、その副作用で胃の調子を悪くして制酸剤を出され、だんだん動けなくなることでコレステロール値や血糖値が上がってさらに薬が増える……というような悪循環に陥ってしまう人もいます。

実際、薬を10種類近くも毎日服用している高齢者は珍しくないのです。

健康長寿を目指すなら、薬漬けの悪循環に陥らないよう、病院と上手につきあいたいものです。

医師には食事や病気の予防を相談しよう

　ここまでにご説明したような検査項目からは、食事のバランスが適切かどうかを知る手がかりが得られます。こうしたデータをもとに病院できちんとアドバイスを受け、食事を改善すれば、薬を飲む必要はなくなるでしょう。

　発明家のトーマス・A・エジソンは、「未来の医師は薬を処方しないでしょう。その代わり、全人的なケア、つまり食事や病気の予防に集中するでしょう」という言葉を残しています。1931年にエジソンがこの世を去ったあと、皮肉なことに医療の世界では薬の全盛期が訪れたわけですが、私はエジソンの言葉はさらに先の未来を予言したものだと思っています。

　今後の医療は、食事や病気の予防など、まさに全人的なケアへと移行していくべきですし、現代はその兆しが見えてきたところだといえます。

第3章

長生きのための20の食習慣

60歳の体のリスク、
そして病気にならない目指すべき体が
わかったところで、それを実現するための
具体的な食習慣をお伝えします。
自分を守るために、一生使える
生きる知恵です。

食習慣 1

規則正しく食べなくてもＯＫ

60代に入り、太りやすくなったと感じている人は多いでしょう。

「中年太り」という言葉があるように、肥満といっても若い頃の太り方と中年以降の太り方には違いがあります。一般に、若い頃の肥満は皮下の脂肪細胞に体脂肪がたまる「皮下脂肪型肥満」。一方、中年以降は肥大化した脂肪細胞が内臓の周りにたまる「内臓脂肪型肥満」に変わります。

この**内臓脂肪型肥満は、皮下脂肪型肥満とは異なり、様々な病気につながる**ことがわかっています。

内臓脂肪が放出する物質が病気をつくる

通常、内臓脂肪からは血管をしなやかに保つホルモン「アディポネクチン」が分泌されています。しかし、**内臓脂肪型肥満になると脂肪細胞が「悪玉化」し、アディポネクチンの分泌が抑えられてしまうため、動脈硬化を招きやすくなる**のです。また、**過剰な内臓脂肪からは、高血圧や糖尿病を引き起こす物質も放出される**のです。

動脈硬化、高血圧、糖尿病などが進行すれば、脳卒中や脳血管性認知症の発症リスクが高まります。つまり、内臓脂肪型肥満を放置すれば、いずれ「寝たきり」になる可能性が高くなってしまうわけです。

内臓脂肪が発ガンリスクを高める

肥満とガンの関係も無視できません。

内臓脂肪が生み出す物質を総称して「ファットカイン」と呼びますが、ファットカインの中にはアディポネクチンのようなよい作用を持つものもあれば、悪い作用を持つものもあります。

そして**「悪玉」のファットカインは、炎症を誘発することがわかっています。炎症レベルが高くなれば当然、発ガンや動脈硬化のリスクも高まります。**

内臓脂肪を減らすのに辛いダイエットはいらない

健康長寿の観点からは、60代以降の肥満は避ける必要があります。では、60代からの肥満防止・解消のためにはどのような食生活を送るべきなのでしょうか。

「厳しいダイエットをしなければならないの？」

そんな風に不安を感じた人もいると思いますが、ハードなダイエットは必要ではありません。実は、肥満を防ぐには、ちょっとした生活習慣、そして「食べ方」の見直しで十分なのです。

ダイエットでつらい思いをした、という人はとても多いことでしょう。だからこそ、**ダイエットをしないですむ毎日の習慣をつくったほうがずっとい**

いはずです。きちんと日々の変化に目を向け、少し体重が重くなったところですぐ調整していくほうが、ダイエットよりもはるかにラクな方法です。

なお、肥満を防ぐといっても、痩せ過ぎはよくありません。

中年以降はほどよく脂肪がついた、「小太り」程度のほうが長生きするという調査結果がたくさんあります。小太りは長生きする体型なのです。

小太りの目安とするのは、体脂肪率です。男性なら25%、女性なら33%を超えない範囲で「小太り体型」を維持するのが、健康維持のコツ。そのためにも、毎日決まった時間に体重を測定して、この数字を確認しましょう。

最近は、体重と同時に体脂肪率も測れる体重計が主流になっています。まだ体重だけしか測れない旧型タイプなら、正確に体脂肪の計測ができる、グリップを両手で握って上に乗るタイプへの買い替えをおすすめします、

誰でもできる太らない食べ方

第1章で、基礎代謝を上げることが体を若々しく保つポイントであることをご紹介しました。

これについては、食事をとって体内に入った栄養素が「効率よく消化吸収されて無駄なくエネルギーに変わり、十分に消費される」というサイクルが回っていれば、肥満にはならないともいえます。

この**基礎代謝を上げるために必要なのが、「空腹時でなければ食べない」**ことです。

みなさんは、食事というのは3食きちんと規則正しく食べるべきだと考えてはいないでしょうか？

しかし、食事は空腹になってからとるのが体にとって正しい方法です。お腹がすいていないのに、「時間だから」といって食事をとると太ります。

たとえば、夜遅い時間に食事をとってしまい、次の日に胃がもたれていたら、朝食はとるべきではありません。無理に胃にものを入れると、かえって内臓に負担をかけることになります。

「お腹がすいた」というのは、「食べても太らないよ」のサインです。

人間の体は時計のように正確ではありません。その日の体調や精神状態、季節によっても、食欲は左右されるのが自然です。その自然に逆らって、食事の時間だからと無理に食べた結果、体に不具合が起こるのは、ある意味あたりまえです。

自分のお腹のすき具合に注意を向け、それによって食べる時間や量を決めるようにしましょう。お腹があまりすいていないなら、無糖の野菜ジュースなど、軽いものですませてもＯＫです。

食習慣 2

太る時間帯は軽め、痩せる時間帯はしっかり食べる

体のリズムによって「太る時間帯」「痩せる時間帯」があることについては、みなさんご自身も「深夜に食べると太りやすい」など、経験則としてご存じかもしれません。

体のリズムは「日内変動」と呼ばれており、体内時計に応じて体の中では様々に状況が変化しています。それに合わせて、胃や腸などの消化器の働きも、時間帯によって変わります。

食事については、**同じ食べ物を同じ量だけ食べたとしても、「何時に食べる**

か」によって体の中での活かされ方が変わります。

原則として、

・午前中……排泄が主な働きで、体をリセットする時間帯

・午後……消化力が高まり、カロリー消費をスムーズに行う時間帯

・夜間……栄養素を吸収する時間帯

と考えてください。

午前中は本来、排泄の時間帯ですから、食べたものを消化する準備が整っていません。そこにボリュームのある朝食をとると、排泄に使わなければならないエネルギーが消化に回ってしまい、胃腸への負担が高まり、体のリセットがうまく行われなくなります。

体のリズムに合わせるなら、朝食は「あっさり、軽め」が正解です。

午後は消化能力が高まる、いわば「痩せる時間帯」です。1日のうちで最も心身が活発になるため、エネルギーを補充するために栄養豊富な食事をしっかりとるべきでしょう。

夜間は、栄養素を吸収しやすい「太る時間帯」です。

一般には、夕食が3食のうちで最も充実しているという人、3食のうち夕食が一番ボリュームがあるという人が多いでしょう。

しかし、**夜に食べ過ぎると体は栄養素やカロリーを十分に消費できず、体脂肪に変えて体にため込もうとします。**このため、夜にお腹いっぱい食べる生活を続けていれば、肥満になりやすくなるというわけです。

食習慣 3

夕食は夜9時までに食べ終える

夕食を何時にとるか？

これは体重管理をする上で、非常に重要なこと。その割に、軽視している人が多いと感じます。60歳前ならなるべく、60歳を過ぎたら最大限に努力して、夕食は遅くても夜9時までに食べ終えることを習慣にしてください。

よく知られていることですが、体の中では、寝ている間に「成長ホルモン」が分泌されます。

成長ホルモンは、体脂肪を燃やしたり、代謝を活発化する筋肉をつくったり、日中に傷ついた細胞を修復したりするホルモンです。通常、成長ホルモンの分泌は寝ついてから30分後にやってくる最初の深い睡眠のときに活発になります。

この成長ホルモン、体の修復などの役割を果たしているのですが、血糖値が上がっていると分泌が抑えられてしまうことがわかっています。

つまり、**飲食後すぐに就寝すると、血糖値が上がったままの状態で眠りにつくことになって成長ホルモンの分泌が抑えられてしまう**のです。

すると、余分な脂肪は燃えないまま体に堆積し、筋肉がつくられないため代謝は落ち、傷ついた細胞はそのまま……太りやすくなる上に、体の衰えも加速し続けるというわけです。

夜9時過ぎてからのたっぷりとした夕食や、就寝前に「小腹がすいたから」などといって甘いものをつまむのは、長生きを放棄する行為と心得てください。

食習慣 4

命を縮める「お腹いっぱい」状態をつくらない

お腹がペコペコの状態になってからようやく食べ物を口にして、ちょっと物足りないくらいの腹8分目でやめておく。これが長生きする食事の「量」の目安です。

本書では、体によい食べ物についてお話ししていますが、どんなに体によくても、食べ過ぎては本末転倒です。

「腹八分に医者いらず」という言葉がありますが、少し飢えた状態が続くほど寿命が伸びることを裏付ける、科学的な研究結果はすでに数多く発表されています。

そのうちの1つが、長寿遺伝子の活性化。摂取するカロリーを通常の7割程度に抑えることで、「サーチュイン」という長寿遺伝子が活発になることがわかっています。さらに、空腹時に分泌されるホルモンが、体の若さを保つ成長ホルモンの分泌を促すということも、よく知られている事実です。

その逆に、食べ過ぎで急上昇した血糖値を下げるために分泌されるインスリンは、「老化を促進する最強のホルモン」です。「いつもお腹いっぱい食べる」というのは逆に寿命を縮めることにもなりかねません。


このような「体のリズム」について知識をつけ、「痩せる時間帯」と「太る時間帯」を上手に活用して食事をとる量を変えれば、消化・吸収・排泄のサイクルがスムーズに回り、「若々しさを保つ仕組み」である代謝が正しく働くようになります。

食習慣 5

糖分の吸収を防ぐ食物繊維リッチなものを最初に食べる

食卓上にあるおかずや汁物、ご飯などをどの順番で口にするか。

それが、実は肥満防止には非常に重要なポイントです。それは、**食べる順番によって血糖値の上がり方に格段の差が出るから**です。

胃袋に、糖質の固まりであるご飯を最初に入れれば、少量であっても血糖値は急上昇します。

一方、最初に野菜など繊維質の多いおかずを適度に食べ、次に味噌汁や肉・魚などの主菜を食べ、最後にご飯を食べるという順番なら、血糖値の上昇はゆるやかになります。

これは、**食物繊維には必要とする以上の糖分が血液中に流れ込むのを防ぐ効果があるから**です。余分な糖分は食物繊維に吸着された後、便になって体外に排泄されます。また、食物繊維には脂肪を吸着する働きもあります。

この食べ方は、糖尿病の人なども指導される医学的に正しい「血糖値を急激に上げない食べ方」であり、最も簡単で効果のあるダイエット法といえます。

肥満の二大原因である糖質と脂肪の両方を適量にコントロールする食物繊維は、食事の1口目に食べることで天然のやせ薬として働きます。

一方、血糖値が急激に上がる食べ方が習慣になっている場合、インスリンの過剰分泌によって膵臓を疲弊させてしまっている心配があります。

疲れきった膵臓は働きが低下し、インスリンの分泌力が減退します。すると**高血糖の状態が慢性化し、体の糖化が進み、糖尿病発症のリスクが高まっていく**のです。

食卓には、できるだけ野菜やキノコ、海藻などの食物繊維豊富なおかずを用意し、一番に食べ始めるようにしましょう。

ただし、「野菜」といっても糖質の多いものもありますから注意が必要です。

たとえば、さつまいもやニンジン、じゃがいもなどの**根菜類やイモ類は食物繊維は多いのですが、糖質もたっぷり含むため、一口目には向かない野菜**です。これらはご飯やパンと同じ、炭水化物に分類されます。しかも、砂糖を使った煮物などにされることが多い食材ですから、その場合、さらに糖質が上乗せされます。逆に、**ほうれん草やキャベツなどの葉物野菜は糖質をほとんど含まない上、食物繊維が多いのでおすすめです。**

食習慣 6

長生きする「栄養のバランス」の真実を知る

テレビなどのメディアでは、「○○を食べれば××になる！」など、まるで1つの食品を食べるだけで健康問題が解決するかのように表現されることが少なくありません。

しかし、みなさんももうお気づきだと思いますが、**「コレだけ食べていればいい」というような万能の食品はありません。**あたりまえのことですが、栄養バランスのとれた食事こそ、健康長寿につながります。

では、栄養バランスがとれているとはどういう食事なのでしょうか？

一言でいえば、「和食」です。

食卓に洋食を取り入れている人は多いと思いますが、**60歳を過ぎたら、できるだけご飯を主食にして「一汁三菜」を基本とするのが一番です。**

一汁とは、味噌汁のことです。

三菜とは、魚、肉、卵や豆腐などタンパク質の食材を使った主菜に、野菜やキノコ、海藻、豆類、じゃこ類などを使った副菜が2皿です。

このような和食は、炭水化物、脂質、タンパク質、ビタミン、ミネラル、食物繊維の六大栄養素をバランスよくとれる食事といえます。

和食を基本にするとして、ほかにはどんな点に注意すべきでしょうか。

活動量や体格によって個人差はあるものの、主食、主菜、副菜はいずれも「適量」を意識したいものです。

主食と主菜の「適量」を目で覚える

主食のご飯は、1食につき茶碗1杯（150グラム前後）が目安です。

ただし、ここまでもお伝えしてきた通り、白米は血糖値を急激に上昇させます。血糖値が急激に上がると、膵臓からインスリンが多量に分泌されます。**インスリンは「老化を進めるホルモン」とも呼ばれ、過剰に分泌される状態が続くと、肥満を招き血管を老化させます。**

炊きたての白米は大変おいしいものですが、前にお伝えした「食べる順番」を思い出して、野菜をひと通り食べてから、はじめて白米を口にしてください。

そして、次からお伝えする「長生きする」適量を守ってください。

主菜の魚や肉は、1食あたり80～100グラムが適量です。主に主食から摂取する糖質が体を動かすエネルギー源とすれば、体を構成する材料になるのがタンパク質です。

タンパク質は、血液や筋肉などの体をつくる主要な成分であるとともに、体内の代謝を司る酵素やホルモンなどの材料にもなります。

人間の体内のタンパク質は、常に入れ替わっています。タンパク質が壊れ、新しいタンパク質がつくられる日数は体の組織ごとにだいたい決まっていて、皮膚はおよそ28日周期、酸素を運ぶ赤血球はおよそ120日周期で入れ替わっています。

新しいタンパク質をつくる作業が遅れると、壊れる作業のほうが先に進ん

でしまい、タンパク質の量がどんどん落ちていきます。肌のハリがなくなったり、爪がもろくなったり、髪の毛がパサついたりといった症状がある場合は、タンパク質不足を疑ったほうがいいかもしれません。

もちろん、目に見える部分だけでなく、内臓や骨格筋も常に新しい細胞への入れ替わりを繰り返しています。

全身の老化を食い止めるためには、毎日のタンパク質摂取は必須です。特に高齢者は、新しいタンパク質をつくる働き自体が落ちていきますから、若い頃よりもずっと積極的にタンパク質をとることが必要なのはいうまでもありません。

1日に必要なタンパク質の量は、体重1キログラムあたり約1〜1・5グラムとされています。つまり、体重60キログラムの人なら60~90グラムのタンパク質を毎日摂取する必要があるわけです。これを食品に置き換えると、1食あたり肉や魚を80~100グラムとなります。

ここまで適量、適量と繰り返してきましたが、料理をし慣れているならまだしも、そうでない場合は「何グラムといわれてもピンとこない」という人は多いことでしょう。

そこでぜひ一度、**日ごろ食べているものの重さを実際に量ってみることをおすすめします。**

数年前に、自分が食べたものをすべて記録する「レコーディングダイエット」が流行りました。自分がどれだけの量の食べ物をとっているのかを可視化し、意識改革をすることで効果を上げるというものでした。

量を可視化するのは、私も有効だと思います。

「長生きする食事の量」をぜひ一度、可視化してみてください。適量の見た目を知れば、「あ、これ以上は食べ過ぎだな」とか「全然足りてないぞ」と気が付くようになります。

もちろん毎食量る必要はありません。一度量れば十分でしょう。

ご飯の「適量」、魚の「適量」、肉の「適量」を料理用の計量器で量り、その見た目を覚えておくだけ。それだけで、食べ過ぎ、食べなさすぎ予防に役立ちます。

食習慣 7

性ホルモンを維持する食べ物をとる

60代前後から始まるホルモン環境の変化も、食事によってうまく乗り越えたり、影響をできるだけ抑えたりすることが可能です。

まず、女性ホルモンについて見ていきましょう。

女性ホルモンの分泌は、ストレスや過労、睡眠不足、無理なダイエットのほか、女性ホルモンの合成や働きにとって重要な栄養素が不足することで減少することがわかっています。

女性ホルモンの合成や働きのために必要な栄養素として知られているのは、ビタミンB5（パンテトン酸）、ビタミンB6（ピリドキシン）、ビタミンEなどです。

ビタミンB5は、副腎皮質の働きを高めて肌のトラブルを改善するほか、ストレスによって生じるイライラや憂鬱感を抑える作用もあります。納豆や落花生に多く含まれており、レバー、うなぎ、アボカドなどからも摂取可能です。

ビタミンB6は、女性ホルモンの代謝に働きかけてバランスを整える作用がありまず。大豆やナッツ類に豊富に含まれているほか、青魚やレバー、ニンニクなどからも摂取できます。

ビタミンEは、活性酸素を除去してホルモンの分泌器官である脳下垂体や卵巣の細胞を守る働きがあることがわかっています。**不足すると更年期障害**

の症状が悪化することもあるので、注意が必要です。ビタミンEは植物油やアーモンドなどのナッツ類に多く含まれています。

また、大豆に含まれるイソフラボンは、弱いエストロゲン様の働きをします。そのため、**イソフラボンは体内に入ると、女性らしい心身をつくる作用があります。**

イソフラボンは、更年期障害の症状の改善のほか、乳ガンや前立腺ガンの予防にも有効といわれます。また、一定の量を摂取すると、エストロゲンの減少によって進行する動脈硬化や骨粗鬆症の予防になるという研究報告もあります。

男性ホルモンを増やすのはニンニク、長ネギ

先にお伝えしたように、男性ホルモンは男性にとって重要なのはもちろん、女性にとっても若々しさを維持するために大切なホルモンです。男性ホルモンを増やすためには、運動や睡眠のほか、適切な栄養の摂取が必要です。

男性ホルモンである「テストステロン」を増やす食材として挙げられるのは、玉ネギや長ネギ、ニンニクなどです。

1日あたり、玉ネギなら2分の1個、ニンニクなら3分の1個、長ネギなら2分の1本が摂取量の目安となりますので参考にしてください。

このほか、**テストステロンの生成を促すには、脂質の少ない良質なタンパク質と亜鉛をとる必要があります。**

良質なタンパク源としては鶏のムネ肉やササミ、サケ、青魚などが挙げられます。

亜鉛を多く含む食材としてよく知られているのは、牡蠣やシジミなどの貝、毛がに、ずわいがに、たらばがになどのカニ類。そのほかに、煮干し、スルメ、たたみいわし、ノリ、ゴマ、チーズや卵などからもとることができます。

また、抹茶やココアにも豊富に含まれるので、亜鉛補給のためにティータイムに飲むのもおすすめです。

若返りホルモン「DHEA」は食べてつくる

男性ホルモン、女性ホルモンの原料になる、最近注目されている栄養素についても、ここでぜひお伝えしたいと思います。

若返りホルモンとも呼ばれる「DHEA（デヒドロエピアンドロステロン）」は、抗加齢医療では極めて重要な栄養成分です。DHEAは、副腎でつくられるステロイドホルモンの一種で、男性ホルモンや女性ホルモンの原料となります。

しかし、20代頃をピークに産生量が徐々に低下し、70代になると、その血中濃度は20代の20％程度にまで下がってしまいます（2）。

大規模な臨床研究では、男性ではDHEAが低下すると死亡率が上昇することが報告されています（3）。

また、ＤＨＥＡが最も低い男性では、心筋梗塞で死亡するリスクが20％近くも上昇するという研究結果もあります（4）。

一方、「健康長寿者では、ＤＨＥＡの血中濃度が高く維持されている」（5）という報告や、ＤＨＥＡの摂取により、加齢に伴う症状を緩和できる可能性が指摘されており（6）、健康長寿とＤＨＥＡとの関係が注目されています。

近年の研究で注目されていることは、**ＤＨＥＡに心臓血管疾患を予防する働きがある**ことです。ＤＨＥＡの血中濃度を34％ほど上昇させると、心臓血管疾患の発症を18％減少できることが報告されています（7）。

さらに、**ＤＨＥＡには骨を強くする働きもあります。**

ＤＨＥＡには、骨をつくる細胞を活性化し、骨を破壊する細胞の働きを抑制する働きがあるため、骨粗鬆症の予防にも有効です（8）（9）。

また、加齢で筋力が低下した状態を「フレイル」といいますが、フレイルを持つ女性に対して1日50㎎のＤＨＥＡを服用してもらったところ、筋力の増強が認められ、転倒のリスクが減少したという報告もあります（10）。

ＤＨＥＡは、アメリカでは栄養サプリメントとしてスーパーなどで販売されていますが、日本ではホルモン様物質ということで、医療機関からしか購入できません。

しかし、食品からも、ある程度は補うことが可能です。ＤＨＥＡを多く含む食品は「自然薯」です。自然薯以外では、里イモや菊イモ、京イモなどにも同様の効果が期待できます。

食習慣
8

タンパク質は魚、鶏肉、卵からとる

どんな食材からタンパク質をとるべきかというと、私は、魚と鶏肉、そして卵を基本にすることをおすすめします。

牛や豚などの四足動物の肉は、たまに楽しむ「パーティーフード」にしておきましょう。

理由の1つには、**牛や豚の肉は腸内細菌によって発ガン性物質をつくるという報告もある**からです。牛肉や豚肉はおいしいものですが、たまに楽しむ程度が、食事のバランスとしてはよいと思います。

ちなみに、私が研究員時代を過ごしたハーバード大学では、会食で四足動物が出ることがほぼありませんでした。メインの食材は、鶏肉もしくはサーモンが選ばれていました。

このほか、手軽に食べられる卵も体に必要なアミノ酸がすべてそろった優れたタンパク源です。**特におすすめなのは半熟卵で、熱が入っていない分、消化吸収しやすい形でタンパク質をとることができます。**

加えて、ビタミンやミネラル、食物繊維は野菜やキノコ、海藻からとりましょう。

ビタミンやミネラルは、炭水化物、脂質、タンパク質の代謝を助ける働きを持っています。これらは体内でつくることができない栄養素ですから、食事からとらなければなりません。

体を健康に保つ上で重要な役割を担っており、欠乏すると様々な病気や体調不良の原因となります。

食物繊維は、腸内環境をよくする働きがあります。また、胃や腸で消化されずに大腸に届いて便の材料になります。不足すると排便がスムーズにできなくなり、大腸内に老廃物や有害物質がたまりやすくなります。

また、食事の最初にとることで、余分な糖質や脂質をからめとって体外へ出してくれるというのは、先にお伝えした通りです。

4ページの「ハーバードフードピラミッド」は、ハーバード大学医学部公衆衛生学教室が推奨する食事の内容をもとに、日本の食事情に合わせたものです。このピラミッドを参考に、食生活全体を見直してみましょう。

食習慣 9

糖質をマイルドに制限。脂肪燃焼体質を維持する

糖質制限については、ダイエットの方法として近年注目度が高まっているのでご存じの人も多いでしょう。しかし、理解が曖昧なケースも少なくありません。もし「主食を抜けばいいんでしょう？」と思っているとしたら、糖質制限について正しい知識を得る必要があるといえます。

ここで改めて、言葉の定義も含めて「糖質制限とはどのようなものか」をご説明したいと思います。

キーワードは「炭水化物」「糖質」です。

炭水化物は「糖質＋食物繊維」を指します。糖質には、でんぷんなどのほかに糖類（砂糖、乳糖、麦芽糖、ブドウ糖、果糖など）を含みます。「糖質制限食」はその名の通り、糖質だけを制限するものであり、炭水化物に含まれる食物繊維は制限の対象外です。ご飯やパン、パスタ、うどんなどの主食は「炭水化物」といわれ、糖質制限のことを「低炭水化物」と呼ぶこともありますが、この言い方は誤解を招くかもしれません。

みなさんが炭水化物と聞いてイメージしない食べ物の中にも、糖質制限の対象になるものがあります。

「糖質を控えています」という人に食事内容を詳細に伺うと、無意識にとっていた糖質がたくさん出てくる、というのはよくあるケースです。

8ページに、よく食卓に登場する食品の糖質量を紹介したので、参考にしてください。

「糖質制限1カ月」の企画で、体重が3キロ減

私が監修したあるテレビ番組の低糖質ダイエット企画では、1カ月の糖質制限によって、13人中12人の人に平均約3キログラムの体重減少が見られました。

この企画の際、参加者の方々とお話しして気づいたのは、**糖質が体内で脂肪に変わるということを知らない人が意外に多かったこと**です。

いうまでもなく、取りすぎた糖質は脂肪として蓄えられます。

糖質は血液中の血糖値を上昇させます。すると、これを下げるためにインスリンというホルモンが膵臓から分泌されます。

インスリンは血液中の糖をエネルギーとして利用するのを助けたり、余った糖を細胞内に取り込んで、脂肪として貯蔵する働きをしています。

その結果として内臓脂肪が増加し、糖尿病のリスクも上がってしまいます。

テレビ番組の企画では、糖質代謝についてダイエット前後の血液データも調べました。すると、**1カ月後の血液は、脂肪が分解されてできる「ケトン体」の濃度がダイエットを始める前の7倍ほどに上昇していることがわかりました。**

これは、糖質制限食を継続することによって、体内の脂肪が燃焼しやすい体質に変化したことを示しています。

実際に、CTスキャンで調べたところ、皮下脂肪と内臓脂肪両方の減少がみられ、特に内臓脂肪が大幅に減少したことがわかりました。

つまり、**糖質を減らせば脂肪が燃える体質に変わるということ**です。

老けない体質をつくる「マイルド糖質制限」

番組で行った糖質制限ダイエットは、糖質の摂取量を1日あたり150グラムに制限して1カ月間継続するというものでした。

通常、1日の糖質摂取量は200〜250グラムといわれていますので、150グラムに抑えるのは比較的マイルドな糖質制限といえるでしょう。

ご飯茶碗1杯分の白米なら、糖質量としては約50グラムです。

糖質は主食以外にも含まれているので、**糖質摂取を1日150グラムに抑えるためには、だいたい朝と昼に茶碗1杯のご飯を食べ、夜はおかずだけにする程度**ということになります。

もちろん、おやつにケーキや大福、せんべいなど糖質の多いものを食べれば、その分だけご飯を食べる量を減らす必要があります。

糖質をとって血糖値が上昇すると分泌されるインスリンは、老化を進める代表的なホルモンでもあります。**空腹時のインスリン濃度が低いほど、老化しにくい**とも考えられているのです。

健康長寿のために運動が推奨される理由の1つは、運動すると空腹時のインスリン濃度を下げる効果があるからです。

このため、ダイエットを考えていない人でも、マイルドな糖質制限は意識したほうがいいでしょう。糖質を1日150グラム以下にするのが厳しいという人も、できれば1日200グラム以内にはおさめられるように気をつけてみてください。

食品ごとの血糖値の「上がり方」を数字で把握する

血糖値を急激に上げない食習慣のために、食べ物それぞれの「GI値（Glycemic Index）」をなんとなくでも把握しておくと役立ちます。

同じ糖質を含む食品でも、食物繊維の含有量などによって、血糖値の上がり方には差があります。その**「血糖値の上がり方」をわかりやすい指標にしたものがGI値です。**

GI値は、ブドウ糖のGI値を100として比較し、数字で示します。数値が高いほど、血糖値が上昇しやすいと考えてください。

ご飯でいうと、白ご飯（精白米）のGI値は88ですが、玄米なら55と大きな差があります。白い食パンが90であるのに対して、全粒粉パン、ライ麦パンは60です。

つまり、**精製されていない穀物は血糖値が上昇しにくい**のです。

白米や白い食パンは、カロリーはあるものの体内で役立つ栄養素が少ないため、「エンプティカロリー」とも呼ばれます。「エンプティ」とは、「空っぽ」という意味。栄養も何もない、中身がないカロリーである上に、血糖値を急激に上げるリスクが高い食べ物というわけです。

一方、玄米はビタミンやミネラルが豊富に含まれるだけでなく、白米に比べてしっかり噛む必要があり、それによって満腹感を得やすいのも特徴です。

主食は精製されていないものを選ぶ

そもそも、世界中で米や小麦が主食とされてきたのは、人が健康に生きていくために必要な栄養素をほとんど含む「完全食」に近い食べ物だったからではないかと思います。

たとえば、玄米は水につけておくと芽が出てきます。白米と比べて、非常に強い生命力を持っているのです。

玄米の栄養素を見ると、糖質の量は白米とほぼ同じですが、ビタミンB1は5・1倍、ビタミンB2は2倍、カルシウムは1・8倍、鉄は2・6倍、マグネシウムは4・8倍、亜鉛は1・3倍も含まれています。

古い話ですが、江戸時代の大名は参勤交代で江戸に行くと病気になることが多く、当時は「江戸患い」と呼ばれていたそうです。

この江戸患いの正体、実は「脚気」と言う病気です。江戸では白米が普及していたため、ビタミンB群が不足し、脚気になってしまったと考えられています。

白米の代わりに玄米や雑穀米を、白パンの代わりに全粒粉パンやライ麦パンを食べるのは、栄養素の面でも血糖値をゆるやかに上昇させるという意味でも、健康長寿につながるといえます。

血糖値を急激に上げる食品は、主に白米、うどん、パンなどの「白い炭水化物」や砂糖、はちみつなどが挙げられますが、イモ類など、野菜の中にもGI値が高めの食品があります。

目安としては、ＧＩ値が60以上の食品は「血糖値が上がりやすい」と考えたほうがいいといえます。

果物でいえば、バナナやパイナップル、モモなどはＧＩ値が高めです。野菜だとにんじん、じゃがいもなどのイモ類、かぼちゃやとうもろこしもＧＩ値が高めですから、食べ過ぎに注意。「食べる順番」も後にしたほうがいいでしょう。

食習慣 10

〝飢餓感〟を起こすスナック菓子、清涼飲料水にサヨナラする

スナック菓子や清涼飲料水に日常的に手を伸ばしている人は、その習慣を見直す必要があります。というのも、これらの食品は「肥満の悪循環」を発生させやすいからです。

お菓子やジュースなどから過剰な糖質を体内に取り込み続けると、その糖質を分解するために必要なビタミンB群がどんどん消費されます。糖質過多になると、体内のビタミンB群が欠乏してしまうのです。

糖質のとり過ぎが〝終わりなき空腹感〟を起こす

人間の体には、ビタミンやミネラルなどの栄養素が足りないと空腹感を覚え、食べ物を要求する仕組みがあります。つまり、ビタミンやミネラルなどの栄養素が含まれていないお菓子やジュースは、いくら食べてもすぐにお腹がすくということになります。

こうして、お腹がすくからお菓子やジュースに手を伸ばし、必要な栄養素が入っていないためにまたすぐお腹がすくので、さらにお菓子やジュースを食べて……ということを繰り返していると、**「肥満スパイラル」に陥ってしまうことになります。**

せんべいやポテトチップス……甘くないおやつに注意

糖質制限の中で気をつけたいのは、しょっぱいお菓子です。

ショートケーキやチョコレートなどのお菓子なら、甘さがあるので「これは糖質が多い」と意識しやすいでしょう。

ところが、**糖質の固まりともいえるお米からつくられたおせんべいや、GI値が高いじゃがいもを揚げたポテトチップスなどに対しては、「糖質が多い」というイメージが弱く、多少食べ過ぎても大丈夫だろうと考えている人が多い**ようです。

甘くないけれど、糖質過多な食べ物――こうした〝隠れ糖質食品〟のとり過ぎにも注意が必要です。

おせんべいやポテトチップスは、食べ始めると止まらなくなり、「気づいたら1袋あけてしまっていた」ということが多いものです。これは、満腹中枢を刺激しづらいという糖質の性質から起こります。もし、このような食べ方を日常的にしているとすれば、その習慣はまさしく「肥満スパイラル」への引き金。

絶対に食べるなとはいいません。お菓子の袋ごと抱えずにお皿に適量を出して残りはしまう、たまの楽しみで食べたら、その日の主食を1回抜くなどの調整はしていただきたいのです。

食べ物に支配されず、食べ物を自分のコントロール下におくことです。

食習慣 11

おやつは血糖値の上昇を抑える魔法のドリンクと一緒に

3時のおやつなど、リフレッシュにもなる楽しみを否定はしません。

1日の糖質摂取量が多くなり過ぎないように注意すれば、おやつを食べても構いません。

しかし、しょっちゅうおやつを口にしなければ気がすまないというような状態なら、意識的に口にするものを変える工夫も必要です。

たとえば、口寂しいときにおすすめなのが、スルメです。

よく噛む必要があるので口寂しさを紛らわせやすいですし、スルメの表面の白い物質は「タウリン」というアミノ酸で、疲労回復作用も期待できます。

「甘いものじゃないとおやつを食べた気がしない」という場合には、緑茶やコーヒーと一緒にとるようにするのがおすすめです。

緑茶に豊富な苦味成分である「カテキン」は、糖質の吸収を抑えて血糖値の上がり方をゆっくりにすることがわかっています。また、まだ研究段階ですが、コーヒーにも同じような効果があると期待されています。

普段何気なくお茶やコーヒーを飲んでいる人も多いと思いますが、この「甘いお菓子と緑茶またはコーヒー」という組み合わせは、健康上も理にかなっているのです。

食習慣 12

風邪からガンまで！ 60歳からは「ビタミンD」がお守りになる

日本ではあまり知られていませんが、2007年、アメリカでは「現代人にはビタミンDが不足している」という論文が発表されました(11)。これは総説としての論文であり、つまりは定説として認知された情報ともいえます。

今やビタミンDは小児から高齢者まで性別を問わず、健康維持のために積極的に補給すべき栄養素として、世界中で大きな注目を集め、研究が進められています。様々な病気との関係性を探る研究論文の数も、増加の一途をたどっています。日本でも、徐々にビタミンDの重要性が知られるようになってきました。

ビタミンDの補給には、紫外線に十分あたること、魚肉を食べることが必要です。しかし、これら2つはいずれも現代人に不足しがちで、その結果、現代人は慢性的なビタミンD不足に陥ってしまっています。

ビタミンDの働きとしてよく知られているのは、丈夫な骨づくりです。**ビタミンDは骨の主要成分であるカルシウムが体内に吸収されるのを助けるほか、骨づくりにも大切な役割を担っています。**

ビタミンDが不足すると、副甲状腺ホルモンの分泌が増えます。体は副甲状腺ホルモン分泌の上昇によって骨からカルシウムを溶出させて、カルシウムを補おうとします。その結果、骨がもろくなってしまうのです。骨を丈夫に保つためには、ビタミンDの補給が絶対に不可欠なのです。

ビタミンDはガン発症を抑制する

このほか、**ビタミンDの働きで注目すべきなのは、様々なガンの発症が抑制できる**という点です。

日本でも増加傾向が顕著な大腸ガンについては、血中のビタミンD濃度が低いほど、大腸ガンの発症率が増えることが知られています。

また、乳ガンについても、ビタミンD濃度が低いと乳ガンの発症率が上昇する傾向にあることがわかっています。

発ガン率の抑制は、ビタミンDが免疫力の調整役として重要な働きをしていることによって生じます。

免疫力の調整という点では、自己免疫疾患の症状の軽減にもビタミンDは重要な働きをしています。たとえばアトピー性皮膚疾患など、免疫系の異常によって生じる病気が、ビタミンDの投与によって軽減できるケースがあります。

また、注目すべき点として、**ビタミンDには「うつ病」の予防効果がある**という報告もあります。

現代人に増えているうつ病の原因の1つにビタミンD不足があるのならば、ビタミンDの摂取によって症状の改善が期待できるでしょう。

風邪、インフルエンザ予防にもビタミンDが効く

風邪の予防にはビタミンCが効果的であることはよく知られていますが、最近の研究ではビタミンDも有効であることがわかってきました。**ビタミンDが風邪のウィルスに対抗する免疫力を高めるほか、風邪に伴う鼻水、鼻づまりなどの症状も軽減する**のです。

さらに、ビタミンDはインフルエンザの予防にも働くことが、数々の研究でわかってきました。

一般に、日照時間が短い1月から2月にかけては、ビタミンDの血中濃度が年間を通して最低になります。この時期に風邪が流行るのは、ビタミンD不足により免疫力が落ちることが1つの原因と考えられています。

加齢で「ビタミンD」をつくる力が低下する

これほど重要な役割を持つビタミンDですが、高齢者は意識的に食事からとる必要があります。

というのも、ビタミンDは皮膚に紫外線があたることから体内でつくられるとお伝えしましたが、高齢者の場合、若年層と同じ時間だけ紫外線にあたっても同量のビタミンDをつくることができないからです。

加齢にともない、体内でのビタミンDをつくる力が衰えてしまうのです。

ならば、ビタミンDが豊富な魚を食べて十分に摂取できていればいいのですが、歳を重ねるにつれて食事量が減るため、不足が補えないということも。

また、食習慣の変化によって魚を食べる機会が減っている場合、ビタミンDの血中濃度が低くなっているケースは少なくありません。

高齢者にとって、ビタミンDは骨粗鬆症の予防のほか、免疫力の維持、認知症の予防、筋力維持など極めて広い影響力を持っています。

さらに、近年の研究から、発ガン率の低下だけでなく、死亡率の低下にもビタミンDが大きな役割を果たしていることが明らかになっています。

こうしたことから、高齢者はより積極的にビタミンDを摂取すべきだといえます。

血液中のビタミンD濃度の検査は、残念ながら、日本の医療機関ではあまり行われていません。しかし、当院では、初診時の血液検査で必ずビタミンD濃度を測定しています。過去15年以上にわたる約2000名のデータを解析すると、不足状態とされるビタミンD濃度30ng/mlに満たない方は、全体の43%に登り、さらに欠乏状態と言われる20ng/mlに満たない方は、男性で約25%、女性で約33%もいる状況です。

青魚と日光浴でビタミンDを補給する

ビタミンDの不足は、食事で補うことができます。

特に含有量が多いのは、サケです。このほか、サンマやサバなどの青魚にも多く含まれます。

一般に**「ビタミンDは干し椎茸に多く含まれる」と考えられていますが、実は干し椎茸はビタミンDの補給には向きません。**

ビタミンDには、D2とD3があります。干し椎茸に含まれるのはD2ですが、人間の体の中で効率的に働くのはD3なのです。

以前、私が診察していた患者さんの中には、ビタミンD不足を栄養士から指摘されて干し椎茸を積極的に食べていた人がいました。しかし血液検査のデータを見ると、ビタミンDの血中濃度はまったく上がっていませんでした。

私は、**ビタミンDはサケや青魚を食べて摂取するのが正解**だと考えています。魚が苦手な人はサプリメントの力を借りる必要があります。

また、日光浴をすることもビタミンDの補給には効果的です。

ビタミンDは紫外線を浴びると、コレステロールをもとに体内でつくられます。**半袖半ズボンで、真夏の日差しを20分間ほど、週3回浴びれば十分なビタミンDがつくられます。**

高齢者のほか、私は母乳育児中のお母さんたちのビタミンD不足にも常々危惧を抱いています。母乳で育つ赤ちゃんの多くがビタミンD不足という調査データもありますから、赤ちゃんの健やかな骨の形成のためにも、母乳育児中は特別、ビタミンD摂取を意識してほしいと思います。

食習慣 13

油にはとるといいもの、避けるべきものがあると知る

油脂については、「体によくない」、「たくさんとると太る」といったイメージを持っている人が多いかもしれませんが、油脂にも様々なものがあります。

油脂には、積極的にとるべきものと、できる限り避けるべきものがあるため、それぞれの油脂の作用や役割を知り、上手に使い分けることが大切です。

実は、とるべき油脂、避けるべき油脂についての考え方は、近年、大きな転換期を迎えています。

かつて「悪者」とされ、控えるべきとされていたバターやラードなどの動

物性脂肪よりも、どちらかといえばサラダ油などに多く含まれるリノール酸の方が「悪者」であることが明らかになってきたのです。

もし「バターを避けてサラダ油を積極的に使っていた」という場合、油脂についての新しい情報を身につける必要があるといえるでしょう。

そこで最初に、油脂（脂肪酸）の全体像を整理しておきましょう。

脂肪酸と呼ばれるものには、炭素の二重結合がない「飽和脂肪酸」と、炭素の二重結合がある「不飽和脂肪酸」の2種類があります。

飽和脂肪酸は、炭素の数によって3つのグループに分類されます。5個以下のものは「短鎖脂肪酸」、6~12個のものは「中鎖脂肪酸」、13個以上のものは「長鎖脂肪酸」です。

不飽和脂肪酸は、不飽和結合の数によって「一価不飽和脂肪酸」と「多価不飽和脂肪酸」に分かれます。さらに、不飽和結合が存在する位置によって

「n‐6系」と「n‐3系」に分類されます。

長生きの観点で特に押さえておきたいのは、炎症を抑える働きがある脂肪酸と、炎症を起こす働きを持つ脂肪酸はどれかということです。

これらの脂肪酸のうち、**炎症を抑える働きがあるのは「中鎖脂肪酸」と「n‐3系脂肪酸（オメガ3脂肪酸）」**。

一方、**「n‐6系脂肪酸（オメガ6脂肪酸）」は、炎症を起こす働きがあります。**（10ページ、74ページ参照）

これを頭に入れ、炎症を引き起こす脂肪酸を控え、炎症を抑制してくれる脂肪酸を多く摂取することが重要です。

植物由来の「サラダ油」で体内に炎症が起こる

この基本を押さえた上で、具体的にどんな油脂をとるべきなのかを考えていきましょう。

まず、不飽和脂肪酸について見ていきます。

気をつけたいのは、オメガ6脂肪酸です。代表的なのはリノール酸、リノレン酸で、ダイズ油、ヒマワリ油、コーン油、ベニバナ油、ゴマ油など植物由来の油脂に多く含まれます。

1950年代以降、ダイズ油などのいわゆる「サラダ油」の大量生産技術が進み、「リノール酸は体によい」という一大キャンペーンが展開されました。バターに代わるものとしてマーガリンが普及し、サラダ油がお中元商品として人気を集めたのです。

しかし先にも少し触れたように、**最新の研究では動物性の油脂よりもサラダ油に代表されるリノール酸の方が悪影響が大きい**ことがわかっています。リノール酸は、体内で代謝されてアラキドン酸になると、炎症の原因となります。

アラキドン酸は人体に必要な成分ではあるのですが、現代人はほとんどの人がとり過ぎになっているので、リノール酸はできるだけ摂取を控えたほうが無難です。

魚の油、EPAやDHAは血液・血管の良薬

一方、積極的にとりたいのは、EPA（エイコサペンタエン酸）やDHA（ドコサヘキサエン酸）などの「n-3系脂肪酸（オメガ3脂肪酸）」です。これらは、健康維持を考える上では欠かすことのできない脂肪酸といってもいいでしょう。

EPA、DHAからは、炎症を抑制する物質が産生されます。炎症を進めてしまうアラキドン酸とは反対の働きをしてくれるわけです。

また、**EPAには血液の流れを維持する働きがあり、DHAは主に神経機能の維持にとって重要な働きをしている**こともわかっています。

EPAやDHAはいわゆる青魚に多く含まれているので、イワシ、サバ、

アジなどを食べるのがいいでしょう。詳しくは後述します。

なお、近年はオメガ3脂肪酸の一種であるαリノレン酸を多く含む脂としてアマニ油も注目されています。

αリノレン酸から体内でEPAやDHAがつくられれば、EPAやDHAを摂取するのと同様の効果が期待できるのではないかというわけです。

しかし、アマニ油に含まれるαリノレン酸が、体内で代謝されてEPAやDHAになるかというと、必ずしもそうとはいえません。

実は、αリノレン酸を代謝してEPAやDHAにする代謝酵素を持つ人は、日本人の場合は10〜20％程度とされているのです。**代謝酵素を持たない人がアマニ油をとっても、炎症を抑える働きを期待することはできません。**

また、多価不飽和脂肪酸は酸化されやすい不安定な脂肪酸です。アマニ油を使うなら、酸化しないよう扱いには注意が必要です。

オリーブ油は加熱しないで生でとる

では、一価不飽和脂肪酸はどうでしょうか？

一価不飽和脂肪酸は、多価不飽和脂肪酸に比較して酸化しにくいことが特徴です。

最もよく知られているのはオレイン酸で、オリーブオイル、ナッツ、豚脂、牛脂などに多く含まれています。中でも、オリーブオイルには約77％と非常に多くのオレイン酸が含まれていることが知られています。

オレイン酸は、悪玉コレステロール（ＬＤＬ）を減らすことが報告されていますが、善玉コレステロール（ＨＤＬ）を増やす働きについては結論が出ていません。

オレイン酸は、リノール酸のように体内でアラキドン酸に変化することはないので、炎症を引き起こすリスクは低いといえます。

また、オリーブオイルは植物由来のポリフェノールを多く含み、天然の抗酸化物質とも呼ばれていますから、適度に摂取する分には問題ないでしょう。

しかしオリーブオイルも加熱すると酸化されてしまうリスクがあるので、できれば加熱せずに利用するのがおすすめです。

サラダのドレッシングとして使ったり、パンにつけて食べてもいいでしょう。

ココナッツオイルは糖尿病、認知症予防の期待の星

ここ数年、ココナッツオイルが注目され続けています。

その理由は、ココナッツオイルの約60％を占める中鎖脂肪酸が、アルツハイマー病の治療に利用できるのではないかと考えられているからです（12）。

中鎖脂肪酸は、通常の脂肪酸と異なり、腸管からすぐに血液中に吸収されます。そして肝臓で代謝され、ケトン体という物質に変化するのが特徴です。ケトン体は、脳に運ばれて神経細胞のエネルギー源として利用されます。

アルツハイマー病は「第3の糖尿病」ともいわれており、神経細胞が糖をエネルギー源として利用できなくなるために起きる病気ではないかと考えら

れています。

ココナッツオイルを服用すると、血液中のケトン体が増加し、神経細胞のエネルギー源確保が容易になり、アルツハイマー病の症状が改善されるのではないかと推測できます。

さらに、糖尿病もココナッツオイルの恩恵を受けるであろう疾患です。

近年の糖尿病治療では、厳しい糖質制限食が注目されていますが、これを実行に移すのはなかなか難しいものです。

ところが、ココナッツオイルを服用すると、空腹感が抑制されて比較的簡単に糖質を制限することができます。

その上、ココナッツオイルに含まれる成分には、糖尿病の合併症である末梢血管障害の予防にも効果があることが報告されています(13)。

さらに、動物実験のデータではありますが、**ココナッツオイルには高血圧を予防する働きがある**ことも報告されています（14）。

加えて、増やすことが難しいとされる**善玉コレステロール（HDL）がココナッツオイルによって増える**ことが、明らかにされました（15）。

ココナッツオイルに含まれる中鎖脂肪酸は体内に貯蔵されることなく、エネルギーとして活用されます。その結果、基礎代謝が上昇し、LDLが減少、HDLが増加したのではないかと考えられています。

もちろん、とり過ぎれば体重増加などの弊害も生まれますので、1日大さじ3～6杯を目安に、上手に活用することをおすすめします。

ココナッツオイルは「コールドプレス」のものを選ぶ

もっとも、ココナッツオイルであればなんでもよいというわけではありません。**ココナッツオイルによる健康被害を訴える情報もありますが、こうしたケースは過度に加工されたココナッツオイルを使用している場合がほとんど**です。

オイルを抽出する際、高温になり過ぎると有害なトランス脂肪酸が混入してしまいますから、低温抽出（コールドプレス）によるオイルであることを確認してください。

「エクストラバージン」の表記があれば、まずは問題ないでしょう。

また、ココナッツオイルの中には化学的に香りを飛ばしたものもありますが、できれば天然の風味を残したオイルを選んだほうがいいでしょう。

ココナッツオイルは、酸化しにくい飽和脂肪酸の含有率が92％と非常に高いため、加熱調理に適しています。

加熱調理に使う油脂はナタネ油やコーン油などを避け、ココナッツオイルに置き換えるのが理想です。

調理に使いにくい場合は、直接摂取しても構いません。スプーンですくって、そのまま食べてもいいでしょう。

わたしはコーヒーに小さじ1杯ほどを加えて飲んでいます。

バター、牛脂……動物性の油脂は適度にとってOK

牛や豚など食肉の脂やバターなど、動物性の油脂は「避けた方がいい」と考えている人が多いと思いますが、先に触れたように、**どちらかといえばサラダ油などのとり過ぎのほうが問題です。**

動物性油脂は、適度にとって構いません。

糖と脂肪は「おいしい食品」には欠かせない二大栄養素であり、脂の乗った食肉を好む人は多いでしょう。

食肉の脂には、満腹感を得やすいというメリットもあります。

食べ物によって、満腹になりやすい、なりにくいという違いがあるというのは、おそらくみなさんの実感とも合致するのではないでしょうか。
「お肉を食べるとすぐお腹がいっぱいになる」というのはよくあることですね。

一方、「ご飯ならいくらでも食べられる」「食後のデザートは別腹」などもよく聞く言葉ですが、これは先にもお伝えした通り、**糖質は脂肪ほど満腹中枢に機能しないため、食べるのになかなかブレーキがかからなくなるため**です。

タンパク質もとれる上、少量で満足ができる、焼き肉やステーキを食べるのは、たまの楽しみとする分には問題ないと思います。

避けるべき油ナンバーワンは「トランス脂肪酸」！

摂取をできる限り避けたい油が、トランス脂肪酸です。

トランス脂肪酸は、不飽和脂肪酸に水素を添加することによって生じるもので、通常の脂肪酸とは少し構造が異なっています。

植物油を高温処理したときに生じるほか、化学的な方法による油脂の抽出によっても生成されます。

脂質には、エネルギー源としてだけでなく、細胞膜をつくり細胞の形や柔軟性を決めるなどの大切な役割があります。

この点、トランス脂肪酸は通常の脂肪酸と構造が異なるため、細胞膜の変形などの原因となります。その結果、**善玉コレステロールであるHDLを減**

らし、悪玉コレステロールであるＬＤＬを増やして心臓疾患の原因になります。

西欧諸国ではトランス脂肪酸に対する規制の強化が始まっており、デンマークでは２００３年から重量比で２％以上のトランス脂肪酸を含む油脂は販売できなくなっています。

同じく、アメリカの一部やスイス、カナダ、オーストリアなども規制措置を実施しています。規制までいかなくても、韓国、中国、台湾はトランス脂肪酸含有量の表示を義務付けました。

世界でトランス脂肪酸の規制と表示義務が広がる中、野放しといえる状態だった日本でも、ようやく各食品メーカーが自主的にトランス脂肪酸の低減に踏み出しはじめました。トランス脂肪酸未使用、もしくは減らしていると表示する商品が増えてくることが、今後は予想されます。

トランス脂肪酸は、精製植物油（天ぷら油、サラダ油）、マーガリン、ショートニング、市販のパンやお菓子、チョコレート、アイスクリームなどに含まれていることが多いので、注意が必要です。

このほかファストフードのフレンチフライやフライドチキン、お惣菜のコロッケやフライなども同様です。

原材料表がある場合は、**「マーガリン」「ファットスプレッド」「ショートニング」「植物油脂」「植物性油脂」と書かれているものには、高濃度のトランス脂肪酸が含まれている可能性があります。**

知らず知らずのうちに体に悪い油を取り込まないように、どんな食品にどんな油が含まれているのか、ひと通り頭に入れておくことをおすすめします。

食習慣 14

亜鉛で細胞と遺伝子を守る

「活性酸素が体を老化させる」という話は、みなさん耳にしたことがあるでしょう。

食事で取り込んだ糖質や脂質と、呼吸によって取り入れた酸素が反応すると、活動のためのエネルギーがつくられます。この過程で酸素の一部が活性酸素に変わり、活性酸素は体の酸化を進めます。細胞や器官を傷つけてしまうのです。

こうした細胞や器官の酸化は、よく「サビ」にたとえられます。

金属が錆びるように細胞や器官が変化すると、うまく機能できなくなってガンなどの病気の原因になります。現在では、病気の多くに活性酸素が関わっていると考えられています。

たとえば、活性酸素が遺伝子を傷つければ、ガンの発症につながります。体内の脂質と活性酸素が結びついて過酸化脂質という物質が発生すると、これが血管をもろくしたりシミやシワをつくったりして老化を進めるわけです。

活性酸素は人間が生きている限り、その発生を避けることはできません。また、食品添加物や大気汚染などは活性酸素の発生を促進させますし、ストレス、激しい運動、過労、喫煙、過度の飲酒、食べ過ぎ、炎症、感染なども活性酸素の発生を促します。

特に更年期は、ストレスに過敏になるため体の酸化が進みやすいといえるでしょう。

体のサビ止めになる「抗酸化物質」

一方で、私たちの体には活性酸素を無毒化し、いわば「サビ止め」の役割を果たす「抗酸化物質」があります。

「SOD（スーパーオキシドディスムターゼ）」という酵素はその1つで、この酵素がつくられるときの必須成分が亜鉛です。

亜鉛は、体の酸化を抑制する働きに欠かせない、重要な栄養素なのです。

ところが、加齢に伴い、体内の亜鉛は減少します。

また、アルコールの代謝酵素にも亜鉛が使われているため、アルコールを大量に摂取すると亜鉛欠乏が起こりやすくなります。また、加工食品の食品添加物が亜鉛の吸収を阻害することも指摘されています。
日常的にお酒をよく飲むという人、加工食品をよく食べるという人は、慢性的な亜鉛不足になっている可能性が高いでしょう。

亜鉛を多く含む食品の代表は、112ページでもお伝えしましたが、貝類やカニ類です。また、貝やカニほど多くはないですが、日常的にとりやすいものとしては煮干しやたたみいわし、チーズや卵、ゴマやノリにも亜鉛が含まれています。
これらの食品を日常的にとることが難しい場合は、サプリメントを利用するのも一手です。

意識的に亜鉛を摂取できるよう、亜鉛含有量が多い食品を知っておくことも、老化予防に必要な知識です。

食習慣 15

1日に4色以上の野菜を食べる

「野菜が足りていないのでは」という不安を感じたことがある人は多いと思います。そんなときの簡単な目安として私が提案したいのが、「野菜は1日4色以上」です。**量ではなく、色を目安にすると野菜が足りているかどうかの判断が、急に簡単になります。**

活性酸素を消去する抗酸化物質には、体内でつくられる酸素やタンパク質だけではなく、食べ物から摂取できる物質もあります。

たとえば野菜や果物に豊富に含まれるビタミンA、ビタミンC、ビタミン

Eは強い抗酸化力を持っています。

野菜と果物をとる際は、「赤、黄、橙、緑、紫、黒、白」の7色を意識してください。この7色を持つ野菜や果物を「レインボーフード」といいます。

レインボーフードのそれぞれの色を持つ野菜や果物には、独特の香りや苦味があります。この香りや苦味こそ、特有の効果を持つ「ファイトケミカル」という化学物質です。

タンパク質、脂質、炭水化物、ビタミン、ミネラルが五大栄養素と呼ばれていますが、それに加えて、最近では食物繊維も体に欠かせない大切な成分として「第6の栄養素」といわれます。

ファイトケミカルは、「植物の化学物質」という意味で、食物繊維に次ぐ「第7の栄養素」と呼ばれています。

ファイトケミカル**は、動くことができない植物が天敵や紫外線などから身を守るためにつくり出している成分と考えられており、人にも健康を増進す**

る効果があることがわかっています。

ファイトケミカルには、ベータカロテンや、赤ワインに多く含まれることで知られるポリフェノールなどがあります。ポリフェノールだけでも900種類以上もあり、非常に多様です。

ポイントは、様々な抗酸化物質を合わせてとることにあります。

抗酸化物質は活性酸素の種類ごとに効果があるものが異なるほか、複数の抗酸化物質が体の中で抗酸化ネットワークをつくって体を守る仕組みがあるからです。

たとえば、トマトが体によいからと、それだけをひたすら食べても効果は薄い、ということ。先にもお伝えした通り「これだけ食べれば大丈夫！」という食品は存在しません。レインボーカラーを意識しながら**いろんな色の食べ物をとることで、多種類の抗酸化物質が力を合わせ、助け合いながら、は**

じめてその効果を最大限に発揮できるのです。

また、季節ごとに旬の野菜を選ぶことも大事なポイントです。例えば冬と夏のトマトは見た目は同じでも、ファイトケミカルやビタミンなどの栄養価には大きな違いがあります。当然、夏のトマトのほうが健康を増進する効果が高いと言えるわけです。

なお、高齢になると、体内の抗酸化物質が減少して働きが弱くなるので、食べ物から摂取できる抗酸化物質をより積極的にとる必要があるといえます。

では、具体的には野菜は何をどれくらい食べればいいのかというと、先ほどお伝えした「1日に4色以上」です。

とるべき野菜の目安を量でいうと、1日に350グラム以上。これは厚生労働省が設定している目安と同量です。

たとえば野菜炒めなら、1人前より少し多いくらいの量を食べれば350

グラムになります。それを3食に分ければいいと考えれば、無理のある量ではないと思います。

特に意識して食べたいのは、強い抗酸化作用を持つベータカロテンが豊富なにんじんやほうれん草、ビタミンCを多く含むブロッコリーやピーマンなどです。

ブロッコリーと同じアブラナ科に属するキャベツやカイワレダイコンも、強い抗酸化作用を持っています。

また、独特の刺激臭がある玉ネギも、毒消し力の強い野菜です。

ビタミンCは水溶性で加熱に弱いので、煮たり焼いたりせずに生で食べたほうが効率よく摂取できます。

一方、**ビタミンEとベータカロテンは脂溶性ですから、油で調理して摂取したほうが効率よく吸収できます。**

いずれにしても、野菜は多種類食べることをおすすめします。そのためにも、**1日に4〜5色の野菜をとるように心がければ、自然と抗酸化物質も多種類とれるので、体の抗酸化力が高まります。**

「そんなに量がたくさん食べられない」「料理が大変」という人は、野菜ジュースをつくって飲んでも構いません。

ちなみに、**果物については、メリットがある一方で、よりおいしくするための品種改良で糖度の高いものが増えているため、注意が必要です。糖度が高いということは、糖質をたくさん含んでいるということ。**糖質のとり過ぎになりやすいため、日常的に多量に食べる習慣はおすすめしていません。たまの楽しみぐらいにとどめるのが無難です。

そのため、レインボーフードの摂取は野菜から、が基本です。

野菜の色と働きの違いは？

レインボーフードの各色に該当する野菜と、それに含まれるファイトケミカルの名前、特徴は次の通りです。

赤

トマト、スイカ：「リコピン」を含み、その抗酸化力はベータカロテンの10倍、ビタミンEの100倍ともいわれている。

唐辛子：辛味成分「カプサイシン」は血流をよくして代謝を高め、体脂肪の燃焼を促す作用を持つ。カプサイシンの抗酸化作用はリコピンよりも強力。

黄

玉ネギ：「フラボノイド類」を含み、抗酸化作用のほか、ビタミンCの吸収を促す作用や血管を強くする作用がある。

橙

かぼちゃ、にんじん：「ベータカロテン」や「アルファカロチン」「クリプトキサンチン」を含み、これらは体内でビタミンAに変換される。強い抗酸化作用を持つほか、皮膚や粘膜の保護、ガンの予防などの作用もある。糖質が多いので取り過ぎには注意。

緑

ほうれん草、小松菜、春菊：葉緑素（クロロフィル）を含む。これは植物が光合成を行うための成分で、抗酸化作用のほか、血液をサラサラにする作用、血中コレステロールを下げる作用などがある。

紫

ナス、赤キャベツ、赤シソ：これらの野菜に含まれる「アントシアニン」に強い抗酸化作用があるほか、白内障を予防する作用も。アントシアニンは熱に弱いので、生での摂取が適している。

黒

じゃがいも、さつまいも、ごぼう：「クロロゲン酸」を含む。空気に触れると黒く変色する成分で、変色は酸化した結果。抗酸化作用のほか、脂肪を燃えやすくする作用もある。糖質を多く含むのでとり過ぎには注意。

白

ニンニク、長ネギ：「硫化アリル」という辛味の成分を含む。抗酸化作用のほか、ガン予防作用、体内の有害物質の排泄を促す作用がある。

ブロッコリースプラウト、ブロッコリー、キャベツ、ダイコン：これらの野菜に含まれる「イソチオシアネート」という辛味成分は、すりおろしたり刻んだりして細胞が壊れることで生じる。抗酸化作用のほか、血液をサラサラにする作用、ピロリ菌を殺菌する作用がある。

有害金属が酸化を加速する

体の中で酸化が進んでいても自分で気が付くことは難しいと思います。

しかし、健康診断で動脈硬化を指摘された人、心臓病、脳卒中、閉塞性動脈硬化症などのリスクを指摘された人、もしくは実際に発症した人は、酸化を抑えて動脈硬化を改善する必要があります。

活性酸素が細胞を傷つけたり、変性させたりすることで血管の劣化が進み、こうした病気が発症するからです。

酸化を促す重大な要因として、有害金属があることは、ぜひ知っておいていただきたいポイントです。

水銀、鉛、ヒ素、カドミウムといった有害な金属が微量でも体内に入って

たまると、酸化が進みやすくなります。

体内にどんな有害金属がどのくらいたまっているかは、毛髪検査でおおよそわかります。

また、動脈硬化の進行度は、血管の硬さを調べる検査でわかります。

60代になって老化が気になり始めたら――特に血管の劣化が明らかな場合は、体内に蓄積されている有害金属を調べる検査を受けてみることも検討したほうがいいでしょう。

食習慣 16

寿命、思考、性格まで決定する「腸」を整える

健康長寿のためには、良好な腸内環境をつくることが非常に重要です。腸内の細菌の分布は、腸内フローラ（＝花畑）と呼ばれます。1000種以上の細菌群が、まるで花畑のようにバランスをとりながら生息していることからこう呼ばれています。

腸内細菌は成人男子で1・5～2・0キログラムほど存在します。その細胞の数は、人体の細胞数である60兆個をはるかに上回り、100兆個以上ともいわれています。

この**腸内フローラのバランスが、人間の疾病だけでなく、嗜好や精神状態、さらに寿命まで決める可能性が指摘されているのです。**

腸内細菌には、大きく分けて「善玉菌」と「悪玉菌」があります。

善玉菌の代表格は、ビフィズス菌です。ビフィズス菌の働きにより便通がよくなることは、みなさんよくご存じでしょう。

ビフィズス菌は、食事で取り込まれたオリゴ糖を分解し、乳酸と酢酸をつくります。これらの酸が悪玉菌を排除し、善玉菌の比率を高める役割も担います。善玉菌の割合が高まれば、免疫力もアップします。

一方、悪玉菌は腸内で腐敗を起こすほか、毒素を出したり発ガン性物質をつくったりします。悪玉菌の割合が増加すると、大腸ガンなど様々な腸の病気の原因になります。

60歳を過ぎたら、今まで以上に意識して腸内環境を整えているかどうかが、健康、不健康に大きく影響します。

というのも、腸内の細菌数は年齢によって変動し、60代以降は急激にビフィズス菌が減ることがわかっているからです。

みなさんの中にも「昔より便の臭いが強くなった」と感じている人は多いかもしれません。加齢に伴って便臭が強くなるのは、善玉菌が減少して悪玉菌が増加している可能性が高いのです。

排便がスムーズでなく、便秘気味だと腸内に腐敗便がたまるのも問題です。腸内の有害物質がうまく排出されないと、それが毒素を出し続け、便は腐敗します。このような腸内環境は、様々な病気の温床になります。

病気にならない腸をつくる、たった2つの方法

では、善玉菌を増やして腸の健康を保つにはどうすればいいのでしょうか。
それには、主に2つの方法があります。

1つめは、食事で善玉菌を繁殖させること(プレバイオティクス)です。

善玉菌は、善玉菌を増やす作用があるといわれる「オリゴ糖」や、食物繊維をエサにして繁殖します。ですから、オリゴ糖や食物繊維を多く含む野菜をたくさんとることが、善玉菌が生息しやすい腸をつくることになります。

オリゴ糖はアスパラガス、ニンニク、ごぼう、玉ネギ、大豆などに多く含まれています。

プレバイオティクスの「プレ」とは「前の」という意味です。善玉菌が腸内で順調に繁殖するには、事前の環境づくりが大事だという意味が込められています。

なお、食物繊維には、腸の蠕動《ぜんどう》を活発にして排便をスムーズにする働きもあります。食物繊維は消化されずに胃や腸で水分を含み、適度なやわらかさを持つ便の材料になります。便のカサを増やすので、腸壁が刺激されて蠕動が活発になるわけです。

2つめは、善玉菌を補充すること（プロバイオティクス）です。

「プロバイオティクス」は、人を健康にする働きを持つ微生物の作用を積極的に利用しようという考え方から生まれた言葉です。善玉菌を含む発酵食品をとり、腸に善玉菌を送ろうというわけです。

プレバイオテクスとプロバイオティクス、２つ合わせて「シンバイオティクス」ということもあります。

善玉菌を含む食品というと、ヨーグルトを思い浮かべる人が多いでしょう。しかし、実は和食にも腸内環境を良好に維持する素材が多く含まれています。**味噌、醤油、漬物、納豆などの発酵食品です。**

これらの発酵食品には、乳酸菌のほか、酵母や麹菌など腸内環境を守るためには欠かすことのできない素材が多く含まれています。

食習慣 17

「スーパーフード」納豆は1日1回以上食べる

納豆は、海外でも「スーパーフード」と呼ばれ、健康増進に有益な食品であるとして注目を集めています。その健康効果は以下に述べるような様々なものがあります。

納豆を食べることの利点の1つに、整腸作用があります。

納豆菌には極めて強い増殖力があるため、いわゆる悪玉腸内細菌の繁殖を抑えて、腸内細菌叢のバランスをとる働きがあると考えられています。

さらに病原性大腸菌であるO-157の繁殖を押さえる力もあるほど、微生物の中でも群を抜いてタフなのが納豆菌。その強すぎる繁殖力から、米麹を扱う酒蔵では、出入りする人に納豆を食べることを厳禁にしているほどです。

そのほかにも、納豆には血栓溶解作用がある酵素が含まれていることが発見されています。その酵素は「ナットウキナーゼ」と命名されました(16)。その後の研究で、動物にナットウキナーゼを投与すると、「フィブリン溶解作用」という働きが増強されることも確認されました(17)。すなわち、納豆を食べることで血液をサラサラにして血管のつまりを防ぎ、心筋梗塞や脳梗塞の再発予防につながる可能性があるということです。

また、納豆菌は「ビタミンK」というビタミンをつくることが知られています。ビタミンKは、カルシウムやリンを原料として、骨をつくる際に欠かせないビタミンの1つです。さらに、動脈硬化予防、発ガン予防など、ビタミンKには様々な働きがあります。

いうまでもなく、納豆は大豆からつくられますので、大豆イソフラボンを摂取できるのも魅力です。先にも少し触れましたが、**イソフラボンには弱い女性ホルモン様の働きがあるため、閉経後の女性の体調維持に有益です。また、男性にとっても前立腺ガンの予防効果が期待できます。**

一番新しいところでは、納豆に含まれる「スペルミン」という成分の働きにも注目が集まっています。スペルミンは「ポリアミン」と呼ばれるタンパク質の一種です。ポリアミンには、**細胞代謝を活性化させたり、体内の炎症を防ぐことで老化を抑えたりする**など、重要な働きがあることが知られています。このため、ポリアミンと健康長寿の関係への関心が高まっているのです。

納豆を食べることで、重要な必須ミネラルである、マグネシウムの補給もできます。マグネシウムには筋肉の緊張を緩める働きがあるため、高血圧の治療に使われているほか、便秘対策や、足がつる症状を防ぐ効果もあります。

私は納豆を毎日食べることをおすすめしていますし、私自身も1日に1〜2パックの納豆を食べるようにしています。

こんなにも体に福音をもたらしてくれる、伝統食である納豆を食べないなんて「もったいない！」としか言いようがありません。ぜひ長生き食に欠かせない食材として、冷蔵庫に常備しましょう。

食習慣 18

血液のおクスリ、「青魚」は毎日1回食べる

先に、よい油脂と避けるべき油脂について触れ、その中でEPA、DHAといった魚の油を「積極的にとるべきもの」としてご紹介しました。

EPA、DHAに関しては、いくら推奨してもし過ぎることはないというほど、ぜひ多くの方に摂取していただきたい栄養素です。

ここで改めて、「血液のおクスリ」といえるほどのその効果についてご説明していきたいと思います。

EPA、DHAは、魚に多く含まれる油です。

魚が健康によいということは、みなさんすでにご存じでしょう。では、具体的にはどのような疾病の予防になるのでしょうか？

EPA、DHAは、オメガ3脂肪酸に分類されます。

オメガ3脂肪酸に心筋梗塞予防効果があることがわかったのは、1960年代のことで、実はまだ50年ほどしか経っていません。

最初にオメガ3脂肪酸に注目が集まったのは、グリーンランドの原住民イヌイットと、デンマーク人に起きる病気の種類の違いを調べた疫学調査の結果でした(18)。

この当時、イヌイットの食事はアザラシの生肉でした。つまり、動物性脂肪たっぷりの肉を大量に食べていたわけです。

しかし疫学調査の結果、イヌイットには、心筋梗塞や気管支喘息の発症率が、デンマーク人と比較して大幅に低いことが判明しました。

当時はこれが大きな謎でした。

そこで、イヌイットの主食とも言えるアザラシの肉を調べたところ、その中にはアザラシの餌であるイワシやニシンに含まれるオメガ3脂肪酸が多く含まれていました。

すなわち、イヌイットはアザラシの肉からＥＰＡなどのオメガ3脂肪酸を補給していたわけです。この発見から、ＥＰＡには心筋梗塞予防効果があることが知られるようになり、現在に至っています。

魚の油が心臓と脳を守る

EPAは、血液をサラサラにし、血栓をつくりにくくする脂肪酸です。中性脂肪を減らし、動脈硬化を起こしにくくします。

一方、**DHAは脳や目の網膜などの神経系に存在する脂肪酸です。**また、DHAは脳にある「血液脳関門」というバリアを通過して脳に到達し、脳の神経伝達のやりとりをスムーズにします。このため、**高齢者の認知機能を高めたり、うつ症状を予防したりするなどの働きが注目されています。**

さらに、近年の研究ではこれらのオメガ3脂肪酸に、炎症を抑制する働きがあることもわかってきました。

老化現象の1つに、体が錆びつく「酸化現象」がありますが、この酸化を進めるものの代表に炎症反応があります。健康状態を損ねたとき、体の内部では炎症が起きていることが少なくありません。胃炎、関節炎、神経炎という病名も、すべて体内で炎症が起きていることを意味しています。

オメガ3脂肪酸はこうした炎症を抑える働きがあるため、積極的に摂取することが様々な病気の予防につながると考えられます。

たとえばある論文では、4601人の血液を調べたところ、オメガ3脂肪酸のサプリメントを服用しているグループでは炎症反応を示すCRPの値が低かったことが確認されています(19)。

つまり、オメガ3脂肪酸を服用していると炎症が起きている割合が少なかったことになります。

別の研究では、オメガ3脂肪酸を服用した約1万6000人を服用しなかった群と比較したところ、**オメガ3脂肪酸を服用した群は、心疾患による死亡が12%、心疾患による突然死が14%、全死亡率が8%低かったのです**(20)。

アルツハイマー病は脳細胞で炎症が起きることが一因ではないかと考えられており、オメガ3脂肪酸には脳細胞の病的変化を防ぐ効果が期待されています。

オメガ3脂肪酸の、うつ病患者の症状を軽くする働きについても、オメガ3脂肪酸の持つ抗炎症作用にあるのではないかと考えられています。

魚の油は糖尿病も予防する

また、**DHAやEPAにはインスリンの感受性を高めて糖尿病にかかりにくくする働きもあります**（21）。

47人の肥満男性（平均年齢46・5歳）の血液中のEPAとDHAの濃度を調べたところ、DHA、EPAの濃度が高かったグループは、インスリンの感受性が高く空腹時インスリン濃度が低く、血圧も低く、炎症の指標となるCRP濃度も低いことがわかったのです（22）。

インスリンは、糖を脂肪として蓄積する働きを持っています。インスリンがしっかり効く体であれば、過剰なインスリンの分泌が抑えられ、スリムな体型を維持することにもつながります。

病院でも処方されるＥＰＡ、ＤＨＡ

先にお伝えした通り、炎症を抑え、心臓や血管を守り、脳の働きを維持するオメガ3脂肪酸は、絶大な健康効果を持つ栄養素です。

その確かな力から、**ＥＰＡ、ＤＨＡは、数年前からは日本でも医薬品として脂質異常症に対して病院で処方されています。**

和食中心の食事であれば、最低週に2、3回は食卓に魚料理が並ぶと思いますが、60代以降はより積極的に魚料理を食卓に並べるようにしたいものです。

目安は手のひらサイズの魚ひと切れ

ＥＰＡやＤＨＡの効果を得るためには、ＥＰＡとＤＨＡを合わせて１日あたり１グラム以上の摂取が目安です。

魚油の健康効果は海外でも知られており、米食品医薬品局（ＦＤＡ）はＥＰＡとＤＨＡを１日最大３グラム摂取することを推奨しています。

ＥＰＡ、ＤＨＡを多く含むのはブリ、サンマ、マイワシ、タチウオ、サケ、マスなどです。

サケやその卵のイクラには、ＥＰＡやＤＨＡのほかにも強力な抗酸化作用がある色素「アスタキサンチン」が含まれているので、アンチエイジングにはおすすめです。

たとえば**EPAとDHAを1グラムとるには、ブリ、サンマ、マイワシ、サケのいずれかを30～40グラムほど食べましょう。これは、手のひらに乗る切り身ひと切れ程度です。**

注意したいのは、マグロなど大型の魚には水銀などの有害金属の蓄積が心配されることです。大型魚を日常的に食べることは、あまりおすすめしていません。

日常的に食べるのであれば、マメアジやシラス、イワシなど、小型で頭から尻尾まで丸ごと食べられる魚をより積極的に選びましょう。

丸ごと食べれば、小魚に含まれるカルシウムや鉄分も摂取できます。

食習慣 19

ビタミンBと葉酸が心筋梗塞を防ぐ

72ページでもとりあげた「ホモシスティン」について、もう少し詳しくお伝えしましょう。

ホモシスティンはアミノ酸の一種ですが、悪玉アミノ酸とも呼ばれ、ホモシスティン値が上昇することで、様々な健康障害を引き起こすことが知られています。なかでも、特に問題視されているのが、動脈硬化、認知症、目の病気との関連です。

日本人を対象とした研究では、**血中ホモシスティン値が高いと、動脈硬化**

指数が上昇する、すなわち血管が硬くなる現象が認められています（23）。

また、ホモシスティン値が高いほど、冠状動脈の狭窄が起こりやすいことも日本の研究者によって報告されています（24）。

さらに、**ホモシスティン値が高いと、アルツハイマー病にかかりやすくなるという調査結果もあります。**

2002年に発表された論文では、認知症ではない1092名（平均年齢76歳）を平均約8年間追跡調査した結果、111名が認知症と診断されましたが、ホモシスティン値が14μmol／Lよりも高い場合には、アルツハイマー病にかかるリスクがほぼ2倍であったということです（25）。

また他の研究では、75歳未満の対象を調べたところ、ホモシスティン値が15μmol／Lを越えると、眼科領域の疾患である加齢黄斑変性症の罹患率が増えることが報告されています（26）。

ホモシスティン値の上昇で心筋梗塞⁉

前ページでもお伝えしたように、ホモシスティンの血中濃度の上昇が、血管や脳に深刻なダメージを与えることがあります。まだ一般に知られていないようですが、実際に、そのことを示すケースが少なくありません。

たとえば、私の知人の40代男性が、心筋梗塞で倒れたことがあります。

この男性は、フルマラソンに挑戦するほど常日頃から健康に気を使っており、当然、コレステロール値も高くなく、何ら健康状態に問題はないように見えていました。

40代で心筋梗塞を起こすなど、本人にとってはまさしく、青天の霹靂だったでしょう。

そこで、私はこの男性の血液検査をして、ホモシスティン値を調べてみました。すると、正常値の3倍ほどのホモシスティン値になっていることが判明したのです。

ホモシスティン値の検査は、今のところは健康保険がきかない自費診療になるため、なかなか検査を受けるきっかけがありません。そのうえ、そもそもホモシスティン値の上昇が体に与えるリスク自体が、医療従事者の間でも広く知られていないという実態があります。そのため、この男性のようなケースは見落とされがちなのです。

ホモシスティン値を上昇させる原因には、肉食が多い場合や、ビタミンB6、B12、葉酸の摂取が少ない場合などがあります。

日本人の約2割は遺伝的にホモシスティン値が高くなりやすい傾向があるともいわれています。

そのため、日本人は、ホモシスティンの検査が必要であるともいえるわけです。

まだあまりなじみのない検査ではありますが、健康長寿のためにも、ホモシスティン値の検査をおすすめします。

ホモシスティン値はビタミンB群の摂取で下がる

心臓、脳、血管に重大な悪影響を与えるホモシスティンですが、ちょっとした食事の気づかいで値が高くならないようにすることは難しくありません。

ホモシスティンは、メチオニンというアミノ酸からつくられます。

健常人の場合、ホモシスティン値が一定以上に増えないようにこれを代謝する機能が働きますが、そのためにはビタミンB6、B12、葉酸が不可欠です。

飲酒や喫煙の習慣があると、これらのビタミンが浪費されて不足しがちになり、その結果としてホモシスティン値が高くなりがちです。

また、加齢による代謝の変化もホモシスティン値を高くする原因の1つです。

ホモシスティン濃度を抑えるには、日常的にはビタミンB群を十分に摂取することが重要です。

ビタミンB6はニンニク、唐辛子、アボカド、サケ、イワシの丸干し、カツオ、マグロ、鶏のレバーなどに多く含まれています。

ビタミンB12は、シジミ、アサリ、牡蠣、サンマ、ノリ、鶏レバーに豊富で、菜食主義の人には不足しがちなビタミンです。

葉酸はほうれん草などの葉物に多く含まれることからこの名称を持っており、「ビタミンM」、「ビタミンB9」とも呼ばれています。モロヘイヤ、ブロッコリーなどの緑黄色野菜のほか枝豆などにも多く含まれています。

ビタミンB群は代謝を高める着火剤

ビタミンB群の働きについても、ここで押さえておきましょう。

ビタミンB群は、エネルギー代謝に必須の栄養素です。

いつも疲れが抜けないという人や「ここぞ」というときにパワーが出ないという人、肌荒れや口内炎を起こしやすい人は、もしかするとビタミンB群が不足しているのかもしれません。

ビタミンB群とは、ビタミンB1（チアミン）、ビタミンB2（リボフラビン）、B3（ナイアシン）、B5（パントテン酸）、ビタミンB6（ピリドキシン）、ビタミンB12（コバラミン）、葉酸、ビオチンの8種類をいいます。

さらにコリン、ＰＡＢＡ、イノシトールを含めた11種を含める場合もあります。

ビタミンＢ群は、糖質、脂質、タンパク質の「三大栄養素」を細胞内でエネルギーに変えるときに欠かせない補酵素です。三大栄養素がガソリンとすれば、それに着火する役割を果たすのがビタミンＢ群です。

ビタミンＢ群が不足すると、ガソリンにあたる三大栄養素をいくらとっても、体はエネルギーをつくることができません。

このため、疲れがなかなか回復しなかったり、細胞の修復機能がダウンして肌荒れを起こしたりするわけです。

ビタミンＢ群はそれぞれが協力しあって働きます。このため、ビタミンＢ

群を含む多様な食品をバランスよく食べることが大切です。

玄米、豆類、卵、ほうれん草、キャベツ、玉ネギ、ノリ、レバーなどの食材を意識的にとるとよいでしょう。

腸内細菌もビタミンB群をつくり出す大切な存在ですので、腸内細菌叢のバランスを保つ発酵食品の摂取も欠かすことができません。

サプリメントで補充する場合は、「マルチビタミンミネラル」や「ビタミンBコンプレックス」と呼ばれる製品で、ビタミンB群をバランスよく含んだものがおすすめです。

ビタミンB群は水溶性のため、服用後数時間で尿から排泄されてしまいます。できれば1日に2～3回に分けて服用しましょう。

食習慣 20

認知症を防ぐ「ブレインフード」を食べる

「認知症になってしまったらどうしよう」と不安を感じたことがあるという人は少なくないでしょう。

認知症はＭＣＩ（軽度認知障害）と呼ばれる状態を経過して発症しますが、ひとたび認知症と診断されるまで進行してしまうと、現在の医療では正常に戻すことはできないとされています。認知症から寝たきりになるケースも多く、本書の骨子である〝健康で長生き〟のためには、なんとしても認知症は予防したいところです。

そもそも認知症とは、記憶力や感情をコントロールする力、認知機能などが不可逆的に低下する状態を指します。

認知症には、アルツハイマー病、脳血管性認知症、レビー小体型認知症、前頭側頭型認知症などが知られています。

現在、発症割合が増加傾向にあるのは、みなさんもよくご存じのアルツハイマー型認知症です。


認知症につながる脳の異変は、長期にわたって進行します。

以前は診断されるまでに10年ほどかかると考えられていましたが、現在では認知症と診断されるまでに20年以上かかると考えられています。

つまり、**脳の異変は認知症になるよりずっと前から始まっているのです。**

このことからわかるのは、できるだけ早くから予防に努めることが重要であるということです。

認知症を発症しやすくなるリスク要因は？

認知症にかかりやすくなる要因は様々あります。
詳しく見ていきましょう。

①糖尿病

現代人にとって最も注意すべきなのは、糖尿病でしょう。

認知症は「第3の糖尿病」ともいわれており、脳細胞で糖代謝の変化が起きることが原因の1つと考えられています。

②動脈硬化

動脈硬化が進んでいると、脳血管性認知症になりやすいことは疫学調査で明らかにされています。これは、動脈硬化によって血流の低下が起こり、脳細胞の代謝に変化が起きるからだと考えられています。

③ 炎症

感染症や慢性炎症も、認知症の原因になります。

認知症で死亡した患者の脳から歯周病菌が検出されたことは、こうした病原菌が全身の臓器に広く分布していることを意味しています。

④ 遺伝

遺伝的素因としては、「ＡｐｏＥ４」という遺伝子を持つ人は認知症の発症率が高くなることが知られています。

この遺伝子を持っているかどうかは、数千円の検査でわかります。少しでも早く積極的な予防を行いたい場合には、検査で確認することは意味があるといえます。

⑤ 肥満・運動不足

1日中テレビの前に座っているような生活を送っている高齢者は認知症を発症しやすいことがわかっています。

テレビの視聴時間を少しでも減らし、外出して体を動かすなど、生活習慣を見直すことが必要です。

⑥ 有害金属

水銀、鉛、カドミウム、ヒ素などの有害金属も、脳細胞の代謝を障害して認知症の原因になると考えられています。こうした有害金属との接触は、可能な限り避けるようにしたほうがいいと思います。

⑦ 頭部の損傷

頭部外傷や薬物、アルコールによって脳細胞を損傷することも、認知症の原因となります。

ボクサーやアメリカンフットボールの選手は認知症を発症するケースが多いことから、若い頃の障害も認知症リスクを高めると考えられています。

⑧ 薬の服用

制酸剤や安定剤など、一部の医薬品は認知症の原因になることが指摘されています。特に、長期的な服用には十分な注意が必要です。

治療法がない認知症対策は「生活習慣で予防」のみ

認知症は現代の医療では根治できません。私たちができることは、リスク要因を避けた生活習慣にする以外にないのです。

「生活習慣で認知症が予防できるのか」と疑問に思う人もいるかもしれませんが、実は**アメリカやイギリスでは、認知症患者の発症率が減少傾向にある**ことをご存じでしょうか。アメリカにおける認知症患者の全人口比率は、1970年代から40年間にわたり減少傾向にあります。

要因の1つとして挙げられているのは、心臓血管疾患の予防医療が進んだことです。つまり、**食生活や運動習慣といった、血管を健康に保つための生活習慣の改善が、認知症患者の発症率軽減につながったと考えられます。**

アルツハイマー発症率を抑えた「地中海食」

食事に関しては、ここまでご紹介してきた食習慣がベースになります。付け加えるなら、認知症を予防する食事として推奨されている地中海料理も参考になるでしょう。

地中海料理は、オリーブオイルをふんだんに使い、魚介類や野菜、果物、ナッツ類などを多くとるのが特徴です。

ある研究では、地中海料理をあまり食べない群ではアルツハイマー病の発症率が56％だったのに対して、高頻度で地中海料理を食べる群では、アルツハイマー病の発症率が35％と低かったことが報告されています(27)。

このほか、「ブレインフード」と呼ばれる食べ物をとるのもおすすめです。その名の通り、脳の栄養となり、働きをサポートしたり、認知症発症を予防したりするといわれている食品です。次から詳しく紹介しましょう。

おすすめブレインフード① 卵黄・大豆

脂質の一種である「レシチン」を豊富に含む卵黄や大豆食品（豆腐、納豆）は、記憶力向上や認知機能の改善効果があるとされています。

おすすめブレインフード② 緑茶

緑茶も脳によい効果が期待できます。緑茶にはカフェインが含まれており、集中力を高める働きを持つドーパミンやノルエピネフリンを増やすといった、脳細胞に不可欠な働きをします。

また、緑茶に含まれるアミノ酸の一種である「テアニン」には、鎮静作用のあるアミノ酸の1つ「GABA」を増やすという重要な働きもあります。

東北大学から発表された論文によると、緑茶を多く飲む人では認知症にかかるリスクが減る傾向があるということです（28）。この研究では、65歳以上の男女、約1万3000人を対象に緑茶の摂取量と認知症発症率との関係を調べています。調査期間は2007年から2012年。この間、対象者の8・7％に認知症が確認されています。

緑茶の摂取量と認知症の発症率との関係を調べると、1日に1杯の緑茶も飲まない群と比較して、3〜4杯の緑茶を飲む群では16％、5杯以上飲む群では24％も認知症患者が少ないことがわかりました。

紅茶やウーロン茶では同じ効果が見られなかったため、この効果は緑茶に多く含まれるポリフェノールの一種「エピガロカテキン」によるものではないかと考えられています。

おすすめブレインフード③　チョコレート

蒲郡市で行われた研究では、45～69歳の男女347人に4週間にわたりカカオ72％含有のチョコレート25gを摂取してもらい、血液中の指標の変化を調べています(29)。

その結果**「BDNF」と呼ばれる脳神経細胞を増殖させる血液中の成分が、有意に増加することがわかりました。**

BDNFは加齢に伴って減少傾向があり、これが低下するとうつ病にかかりやすくなることや、認知力の低下が生じることが知られています。

チョコレートを食べることでBDNFが増加するということから、**チョコレートにはうつ病や認知症の予防効果が期待できます。**

注目すべきポイントは、研究で使われているチョコレートはカカオ70％以上のものであること。認知症予防のためには、購入する際にカカオの含有量を確認しましょう。最近は高カカオを売りにした商品も増えましたから、探すのに苦労することもないでしょう。

ただし、国民生活センターの資料によれば、高カカオチョコレートを大量にとることで、かえって健康を害する可能性も指摘されています。何事も過ぎたるは及ばざるがごとし、ということ。甘いチョコレートの食べ過ぎは、当然、糖質のとり過ぎにもなりますから、健康によいからと食べ過ぎては本末転倒です。

また、もう1つ気を付けてほしいポイントがあります。それは、多くのチョコレートに「植物油脂」が使われているということ。植物油脂には、体内に炎症を起こしたり血管を損傷する「トランス脂肪酸」が高濃度で含まれているということは、163ページでお伝えしました。表示されている成分表をチェックして、植物油脂が使われていないタイプを選びましょう。

糖質もトランス脂肪酸も、血管を傷つけたり、認知症リスクを上げたりするということは先にお伝えした通りです。**認知症予防のためなら「ちょっと**

苦めのチョコレートを少量摂取」が正解です。

おすすめブレインフード④ 魚

ここまでに何度もご紹介してきたＥＰＡやＤＨＡは、脳の炎症を防ぎ、脳機能を改善します。

最低でも週に1回魚を食べる人は、アルツハイマー病になるリスクが低いという報告もあります（30）。この研究では、２８６人の脳細胞を調べているのですが、魚などの海産物を週に1回以上食べている人の脳はアルツハイマー病と思われる細胞内変化が見られる割合が少なかったのです。

そしてこれは、アルツハイマー病になりやすいといわれる「ＡｐｏＥ４」遺伝子を持つ対象者でも、同様の傾向が見られたということです。

わずか週1回という少ない頻度でも、脳細胞の変化を防ぐことができるとすれば、積極的に魚を摂取しない手はないといっていいでしょう。

第4章

食の常識、ウソ・ホント

健康的な食生活のために
「常識」とされていることの中には、
正しいとはいえないものも多くあります。
本章では、そのうちのいくつかについて、
医学的に正しい「常識」を
お伝えしたいと思います。

疑問

Q1 「コレステロール値が上がるので、卵は控える」は正しい？

答え

A1 卵を食べてコレステロール値が上がったというデータは存在しません

健康診断でコレステロール値が高いと指摘され、卵を控えているという人は少なくありません。

しかし、卵を食べるとコレステロール値が上がるという説は、科学的な根拠のない都市伝説のような情報です。

確かに、卵1個あたりには200ミリグラム程度のコレステロールが含まれています。しかし実のところ、食品中のコレステロールは血液中のコレステロールを上昇させる真犯人ではありません。真犯人は、トランス脂肪酸などの成分です。

卵によって、人間の血液中のコレステロール値が上昇したというデータはどこにもないのです。

卵はタンパク源として非常に大切な食材であることはもちろん、健康維持のために欠かせない栄養素を豊富に含んでいます。

私は、卵を「スーパー完全健康食」と呼んでいるほどです。

まず、卵は筋肉や骨、血液など体のおおもとをつくる必須アミノ酸を完璧なバランスで含んでいます。

必須アミノ酸とは、タンパク質を形成する20種類のうち、体内でつくれない9種類のアミノ酸を指します。どれが欠けても筋肉や血液がつくれなくなってしまうので、食品からしっかりとる必要があります。この点、卵は非常に良質なのです。


さらに、**卵にはビタミンやミネラルなども豊富に含まれています**。これは意外に知られていないかもしれません。

卵には、ビタミンA、B2、B5、B12、葉酸、リン、セレニウムなど体調を整えるために必要な栄養素がたくさん含まれています。近年では、鶏の飼料にこだわった鶏卵業者も増えており、こうした業者が生産する卵にはビタミンDや魚油のEPA、DHAなどを含むものもあります。

卵は、腹持ちのよい食品でもあります。**朝食に卵を食べると昼食のカロリー摂取量が自然に減り、1日の総摂取カロリーも減るという研究報告もあります**(31)。

ゆで卵、目玉焼き、スクランブルエッグなど、卵の調理方法は様々ですが、栄養素が最も損なわれない食べ方は黄身がトロトロの半熟ゆで卵といわれています。温泉卵もいいでしょう。なお、スクランブルエッグは黄身の成分が酸化しやすくなり、せっかくの栄養素が破壊される可能性が指摘されていることも頭の片隅に置いておいてください。

いずれにしても、卵は1日1個は食べたいところ。健康増進に役立つ食品ですから、都市伝説にまどわされずにどんどん食べてください。

疑問

Q2 「揚げ物は体に悪い」は本当？

答え

A2 「コゲ」は老化、病気の発症を加速する

老化のスピードを速める要因の1つに、「糖化」があります。

糖とタンパク質は自然に化合物をつくる傾向があり、熱と乾燥という条件が加わると糖化物質をつくる速度が上がります。

この糖化現象は人体の内部でも起きています。糖尿病診断の指標であるへ

モグロビンA1cは、糖化現象を起こしたヘモグロビンの割合を示すものです(71ページ参照)。

食品が糖化現象を起こすと、最終産物としてAGEs(Advanced Glycation End Products終末糖化産物)が発生します。糖化現象の具体例としては、コゲついたように褐色や黄色に変色する「メイラード反応」をイメージしていただくとわかりやすいでしょう。

たとえばホットケーキは、小麦粉や砂糖などの糖質と、卵や牛乳というタンパク質を材料として加熱し、メイラード反応を起こした食べ物です。当然、AGEsが多く含まれています。

魚や肉の焼き目や焦げ目のほか、せんべい、キャラメルなどの製造過程でもメイラード反応が起きており、やはりAGEsが発生します。食品中のAGEsは、その7%程度が人体に吸収されると考えられています。

ＡＧＥｓの厄介なところは、これを分解したり排泄したりすることが十分にできないため、体内に蓄積されてしまうことです。

体内に入ったＡＧＥｓは細胞に働きかけて炎症を引き起こし、心臓血管疾患やガンなど、様々な病気の原因をつくり出すことがわかってきました。

これらの疾患が糖尿病患者に多い理由として、ＡＧＥｓの働きがあると考えられています。

体内のＡＧＥｓを増やさない方法には、大きく2つの方法があります。

1つは、空腹時血糖値を100㎎／dl未満に維持することです。先にもご説明した通り、ご飯や甘いものなど、血糖値を上げやすい糖質は控えめにするのがベターです。

2つめは、バーベキューやファストフードなど、ＡＧＥｓを多く含む食品を多くとらないことです。

ＡＧＥｓは調理温度によっても増加します。油を使って高温で加熱した揚げ物や炒め物は、ＡＧＥｓ値が高くなるのです。唐揚げやフライ、ポテトチップス、フライドポテトなどにはかなりの量のＡＧＥｓが含まれます。

揚げ物は、害の大きい過酸化脂質（酸化しすぎた脂）も発生するので、控えめにしたほうがよいといえるでしょう。

なお、**煮たり蒸したりした食べ物はＡＧＥｓの値が低く、生ものにはＡＧＥｓはほとんど存在しません。**

これをふまえると、長生きのためには「揚げる・焼く」よりも「ゆでる・煮る・蒸す」といった調理方法がベターです。

焼き魚よりは煮魚や刺し身を、ステーキよりはしゃぶしゃぶを食べるほうが、体内に入るＡＧＥｓを減らせます。

疑問

Q3 「ビールで尿酸値が上がる」は本当？

答え

A3 「尿酸」は悪者ではありません

「尿酸」と聞いて、みなさんは何をイメージするでしょうか。

「コレステロールのように、生活習慣病で増えるありがたくないもの」

「痛風の原因になる厄介者」

こんなイメージが一般的かもしれません。

しかし、尿酸は抗酸化作用によって体を守るために、その濃度を高めていることを忘れてはいけません。

尿酸値が問題視されるのは、尿酸値が高いと尿酸が針のような結晶となって血管や関節などを傷つけ、局所の炎症を引き起こすためです。これが痛風と呼ばれる状態です。また、尿酸は腎機能障害の原因にもなります。

痛風の発作を防ぐためには、血中の尿酸値をどの程度にコントロールすればよいのでしょうか。

血中尿酸値と痛風発作が起こる割合について調べたデータによれば、必ずしも尿酸値が高いから痛風発作が起こるというわけではありません。一般には、7・0㎎／dl以下にしておくことが安全といわれています。

尿酸の原料といえる物質が、プリン体です。

プリン体とは、プリンと呼ばれる化学構造を持った物質の総称で、遺伝子のDNAや細胞のエネルギー源となるATPにはプリン体が含まれています。

このため、肉類や魚卵など、重量あたりの細胞数が多い食品にはプリン体が多く含まれていることになります。

アルコール類ではビールにプリン体が比較的多く含まれるため、日本ではプリン体を含まないことを売りにするビールも販売されています。

しかし、一般的なビールに含まれるプリン体の量は3～17mg／dl。大量に飲まない限り、プリン体について気にする必要はありません。

もともと、血液中の尿酸値の80％は体内の新陳代謝によってつくられているものであり、食品由来の尿酸は20％にすぎないのです。

もっとも、アジアの黄色人種は欧米人と比較して食事で摂取するプリン体が尿酸値を上げやすいといわれているので、過度の肉食など、プリン体を豊富に含む食品のとり過ぎは注意したほうがいいともいえます。

こうして見ると、**尿酸が増える原因としてビールを挙げるのは少々乱暴です。**

ただし、アルコールを飲むことで尿酸値は一時的に上がります。アルコールが体内で分解されるときに発生するアセトアルデヒドという物質が、腎臓からの尿酸排泄を減少させることがその理由です。

大量の飲酒が尿酸を増やすということはいえますから、ビールに限らず、飲み過ぎには注意が必要です。

疑問

Q4

「休肝日は週1日」でいい？

答え

A4

休肝日よりも、「体質」をチェックするのが先

お酒が好きな人にとって、「休肝日」をどれくらいつくればよいかは気になるところでしょう。実は、アルコール摂取に関しては「休肝日」よりも「アセトアルデヒドの分解能力」が重要なポイントです。

アルコールが体内で代謝されると、アセトアルデヒドと呼ばれる有害物質

が生成されます。アセトアルデヒドは、遺伝子に直接作用して発ガンを促進する働きがあります。また、アセトアルデヒドは細胞内のサビにあたる活性酸素の産生量を増やし、炎症反応を起こしやすくします。さらに、細胞中のビタミンB6や葉酸を減少させる働きもあります。

アメリカでは、アルコールによる発ガンが注目されています。男性の場合、10件のガンのうち1件が、女性の場合は30件中1件が、飲酒が原因とされているのです。

飲酒により体内で発生するアセトアルデヒドは、分解するのに酵素が必要なのですが、酵素をつくる遺伝子には個人差があります。

アセトアルデヒド分解酵素の代表ともいえる「ALDH2」と呼ばれる酵素をつくる遺伝子には、GG型、AG型、AA型の3つのタイプがあることが知られています。GG型はアセトアルデヒドを効率よく分解できますが、

ＡＧ型は分解速度がかなり遅く、ＡＡ型はほとんど分解能力がありません。

ＡＡ型の人は、いわゆる「下戸」で、お酒がまったく飲めません。ＧＧ型の人は「酒豪」と呼ばれる、お酒に強い人です。中間のＡＧ型の人は、ビール１杯程度でも顔が赤くなるものの、習慣的にお酒を飲めば、「飲める量」をある程度増やすことができます。

ＡＡ型の人はお酒が飲めないので、アルコール摂取のリスクそのものがありません。酒豪のＧＧ型の場合には、アセトアルデヒドの分解力が高いので、発ガンのリスクよりもアルコール中毒になるリスクに注意が必要です。週に１日程度は休肝日をもうけたほうがいいでしょう。

しかし、ＧＧ型の人よりも注意が必要なのは、実はＡＧ型の人です。

ＡＧ型の人は、食道や咽頭などのガンの発生率が一番高いというデータがあります（32）。これは、ＡＧ型ではアルコールからつくられたアセトアルデヒドがＧＧ型の人よりも長時間体内に残存するため、発ガン率が上昇するのだといわれています。

ＡＧ型の人はアルコールによる害を受けやすいことを頭に入れ、飲酒はできるだけ控えるのが賢明でしょう。飲む場合も１日１合程度の少量にとどめることをおすすめします。二日酔いするほどの飲酒は、確実に体を蝕んでいると考えてください。

自分のＡＬＤＨ2の遺伝子がどのタイプかは、お酒を飲んだときの状態から推測できます。ビール１杯で顔が赤くなる人はおそらくＡＧ型です。正しく把握したい場合は、血液検査で簡単にわかりますから、一度病院で検査を受けてみることをおすすめします。

おわりに

最後までお読みいただき、ありがとうございました。

「医食同源」「食養生」という言葉があるように、口にするものが健康状態を左右することは、誰もが知っていることです。

しかし、忙しい日常生活の中で、食べる内容についてあれこれ工夫するのもなかなか難しいものです。

こうした中で血液検査などにより、客観的に現在の自分自身の栄養状態を知ることは、普段の生活に対する一定の解釈を得ることができるため、極めて有意義です。

血液検査から何がわかるのかと、不思議に感じる方も多いかと思いますが「血液データは嘘をつかない」という言葉にあるように、日常生活の栄養の過不足が手に取るようにわかってきます。

ただしこれは「栄養医学的な見地から行う血液検査」という条件付きです。

私は医学部を卒業後、研修時代を経て、約10年間、救急医療に従事していました。

職場は救命救急センター。脳梗塞、心筋梗塞、重症熱傷、外傷患者など、24時間以内に死亡する危険性が高い人ばかりが運ばれてくるところでした。

多くの亡くなる方や、後遺症で寝たきりになってしまう方々の姿を目にすることで、西洋医学が最も得意とする救急医療の分野でも、限界があることに気づかされました。

そうした職場の中で考えるようになったことは、病気にならないための医療、積極的な予防医学を探求するということでした。

ハーバード大学の研究施設では、外科代謝栄養学を専攻していたため、下地ができていたこともあり、たどりついた医療が、現在行なっている、栄養医学の世界です。

２００2年にキレーション治療や栄養療法を中心としたクリニックを開設してから、早いもので、もう16年の年月が経ちました。

ハーバード大学を去る時に、恩師のウィルモア教授から授かった言葉があります。

「ほとんどの疾患は栄養代謝の変調から起きている。栄養医学は、人間を全体として考える重要な医学である。この道を探求しなさい」

まだ若かったその当時は、その言葉の意味を十分に理解できませんでしたが、20年以上を経て、ようやく本当の意味が腑に落ちて来るのを感じます。

食は健康の基盤です。しかし、現代社会では良質な食材が失われつつあります。その結果、食品素材からすべての栄養素をバランスよくとることが、極めて難しい時代になってしまいました。

そのために、無意識ではなく、より意識的に食べるものを選び、食べ方をより適切にすることは必須です。

同時に、栄養サプリメントの力を借りることも助けになるでしょう。ただ、サプリメントという意味の通り、栄養サプリメントは補足、おまけという意味になります。主体はあくまでも食事にあります。


今一度、本書でお伝えしたことをご参考に、日常の食生活を見直すことが、これから先の健康をつくる基本になると考えます。

本書をその一助としていただけたら、自称「元気で長生き」専門の医師として、これに勝る喜びはありません。

２０１８年３月

満尾　正

参考文献

【p78】
1 Tonelli,M.et al. Relation between serum phosphate level and cardiovascular event rate in people with coronary disease. Circulation 112, 2627-2633 (2005).

【p113】
2 Finch and Mos, in Biological Markers of Aging. 30-41, 1982.

【p114】
3 Ohlsson,C.et al. Low serum levels of dehydroepiandrosterone sulfate predict all-cause and cardiovascular mortality in elderly Swedish men. J. Clin. Endocrinol. Metab. 95, 4406-4414 (2010).

4 Tivesten,A. et al. Dehydroepiandrosterone and its sulfate predict the 5-year risk of coronary heart disease events in elderly men. Journal of the American College of Cardiology 64, 1801-1810 (2014).

5 Enomoto,M. et al. Serum dehydroepiandrosterone sulfate levels predict longevity in men: 27-year follow-up study in a community-based cohort (Tanushimaru study). J Am Geriatr Soc 56, 994-998 (2008).

6 Stomati,M.et al. Six-month oral dehydroepiandrosterone supplementation in early and late postmenopause. Gynecol. Endocrinol. 14, 342-363 (2000).

7 Tivesten,A.et al.Dehydroepiandrosterone and its sulfate predict the 5-year risk of coronary heart disease events in elderly men.Journal of the American College of Cardiology 64,1801-1810(2014).

【p115】
8 Zhang,N. et al.DHEA prevents bone loss by suppressing the expansion of CD4(+)T cells and TNFa production in the OVX-mouse model for postmenopausal osteoporosis.Biosci Trends 10, 277-287(2016).

9 Mühlen,von,D.,Laughlin,G. A.,Kritz-Silverstein,D.,Bergstrom,J.&Bettencourt, R. Effect of dehydroepiandrosterone supplementation on bone mineral density, bone markers, and body composition in older adults: the DAWN trial. Osteoporos Int 19, 699-707 (2008).

10 Kenny,A.M.et al. Dehydroepiandrosterone combined with exercise improves muscle strength and physical function in frail older women. J Am Geriatr Soc 58, 1707-1714 (2010).

【p136】
11 Holick,M.F.Vitamin D deficiency. The New England journal of medicine 357, 266-281 (2007).

【p154】
12 Fernando,W.M.A.D.B.et al. The role of dietary coconut for the prevention and treatment of Alzheimer's disease: potential mechanisms of action. Br. J. Nutr. 114, 1-14 (2015).

【p155】
13 Sheela,D.L.et al.Coconut phytocompounds inhibits polyol pathway enzymes: Implication in prevention of microvascular diabetic complications. Prostaglandins Leukot. Essent. Fatty Acids 127, 20-24 (2017).

【p156】
14 Nurul-Iman,B.S.,Kamisah,Y.,Jaarin,K.&Qodriyah,H.M. S.Virgin coconut oil prevents blood pressure elevation and improves endothelial functions in rats fed with repeatedly heated palm oil. Evid Based Complement Alternat Med 2013, 629329-7 (2013).

15 Cardoso,D.A.,Moreira,A.S.B.,de Oliveira, G. M. M.,et al. A coconut extra virgin oil-rich diet increases HDL cholesterol and decreases waist circumference and body mass in coronary artery disease patients. Nutr Hosp 32, 2144-2152 (2015).

【P187】
16 SUMI, H.,Hamada,H.,Tsushima,H.,et al. A novel fibrinolytic enzyme (nattokinase) in the vegetable cheese Natto; a typical and popular soybean food in the Japanese diet. Experientia 43, 1110-1111 (1987).

17 SUMI, H., Hamada, H., Nakanishi, et al. Enhancement of the fibrinolytic activity in plasma by oral administration of nattokinase. Acta Haematol. 84, 139-143 (1990).

【p191】
18 Dyerberg,J.,Bang,H.O.,Stoffersen,E.,et al.Eicosapentaenoic acid and prevention of thrombosis and atherosclerosis? The Lancet 2, 117-119 (1978).

【p194】
19 Skulas-Ray, A. C. Omega-3 fatty acids and inflammation: a perspective on the challenges of evaluating efficacy in clinical research. Prostaglandins Other Lipid Mediat. 116-117, 104-111 (2015).

【p195】
20 Wen, Y. T., Dai, J. H. & Gao, Q. Effects of Omega-3 fatty acid on major cardiovascular events and mortality in patients with coronary heart disease: a meta-analysis of randomized controlled trials. Nutr Metab Cardiovasc Dis 24, 470-475 (2014).

【p196】
21 Gao, H.,Geng, T.,Huang, T.& Zhao, Q. Fish oil supplementation and insulin sensitivity: a systematic review and meta-analysis. Lipids Health Dis 16, 131 (2017).

22 Albert, B. B. et al. Higher omega-3 index is associated with increased insulin sensitivity and more favourable metabolic profile in middle-aged overweight men. Sci Rep 4, 6697 (2014).

【p201】
23 Mantjoro, E. M. et al. Positive Association of Plasma Homocysteine Levels with Cardio-Ankle Vascular Index in a Prospective Study of Japanese Men from the General Population. J. Atheroscler. Thromb. 23, 681-691 (2016).

24 Kobori, Y. et al. Influence of serum homocysteine level on coronary atherosclerosis in Japanese. J Cardiol 43, 223-229 (2004).

25 Seshadri, S. et al. Plasma homocysteine as a risk factor for dementia and Alzheimer's disease. The New England journal of medicine 346, 476-483 (2002).

26 Rochtchina, E., Wang, J. J., Flood, V. M. & Mitchell, P. Elevated serum homocysteine, low serum vitamin B12, folate, and age-related macular degeneration: the Blue Mountains Eye Study. Am. J. Ophthalmol. 143, 344-346 (2007).

【p217】
27 Scarmeas, N. et al. Mediterranean diet and mild cognitive impairment. Arch. Neurol. 66, 216-225 (2009).

【p219】
28 Kuriyama, S. et al. Green tea consumption and cognitive function: a cross-sectional study from the Tsurugaya Project 1. Am J Clin Nutr 83, 355-361 (2006).

【p220】
29 「チョコレート摂取による健康効果に関する実証研究」愛知学院大学、株式会社明治（http://www.meiji.co.jp/chocohealthlife/news/research_final.html）

【p222】
30 Huang, T. L. et al. Benefits of fatty fish on dementia risk are stronger for those without APOE epsilon4. Neurology 65, 1409-1414 (2005).

【p227】
31 Fallaize, R., Wilson, L., Gray, J., Morgan, L. M. & Griffin, B. A. Variation in the effects of three different breakfast meals on subjective satiety and subsequent intake of energy at lunch and evening meal. Eur J Nutr 52, 1353-1359 (2013).

【p239】
32 Cui, R. et al. Functional variants in ADH1B and ALDH2 coupled with alcohol and smoking synergistically enhance esophageal cancer risk. Gastroenterology 137, 1768-1775 (2009).

著者プロフィール

満尾 正（みつお ただし）

満尾クリニック院長／日本キレーション協会代表／米国先端医療学会理事／日本抗加齢医学会理事（2015年-2017年）／医学博士

1957年横浜生まれ。北海道大学医学部卒業後、内科研修を経て杏林大学救急医学教室講師として救急救命医療に従事。ハーバード大学外科代謝栄養研究室研究員、救急振興財団東京研修所主任教授を経た後、日本で初めてのアンチエイジング専門病院「満尾クリニック」を開設。米国アンチエイジング学会（A4M）認定医（日本人初）、米国先端医療学会（ACAM）キレーション治療認定医の資格を併せ持つ、唯一の日本人医師。キレーション治療の経験は延べ5万件を超える。著書に『40歳から病気にならない人の習慣』（PHP文庫）、『40代からの太らない体のつくり方』（三笠書房）、『若いと言われる人があたりまえにやっている16の老けない習慣』（主婦の友社）など多数。

アチーブメント出版

[twitter]
@achibook

[facebook]
http://www.facebook.com/achibook

[Instagram]
@achievementpublishing

世界の最新医学が証明した 長生きする食事

2018年(平成30年)4月1日　第1刷発行
2018年(平成30年)5月6日　第2刷発行

著者　満尾　正
発行者　青木仁志
アチーブメント出版株式会社
〒141-0031 東京都品川区西五反田2-19-2
荒久ビル4F
TEL 03-5719-5503／FAX 03-5719-5513
http://www.achibook.co.jp

装丁　轡田昭彦+坪井朋子
本文デザイン　田中俊輔(PAGES)
カバーイラスト　東海林さだお
本文イラスト　江口修平
校正　株式会社ぷれす
編集協力　千葉はるか
印刷・製本　株式会社光邦

ISBN 978-4-86643-022-5

アチーブメント出版の好評健康書

薬に頼らず血圧を下げる方法

21万部突破!

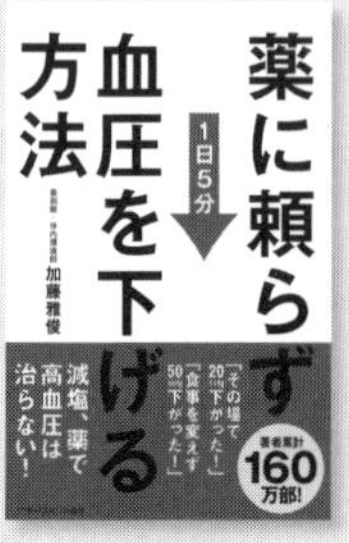

著書累計190万部の薬剤師が教える、
薬、減塩なしで今日から血圧を
スーッと下げる降圧法

加藤 雅俊　著
定価:1200円+税　B6変型判／並製本／192頁

薬に頼らずめまいを治す方法

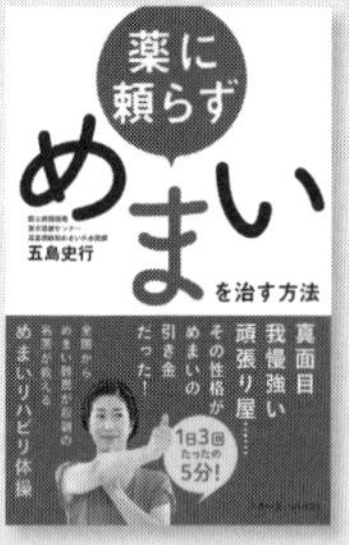

7000人のめまい患者を改善させた、
めまい専門医が教える
1回5分のセルフケア法!

五島 史行　著
定価:1200円+税　B6変型判／並製本／200頁

世界の最新医学が証明した究極の疲れないカラダ

13万部突破!

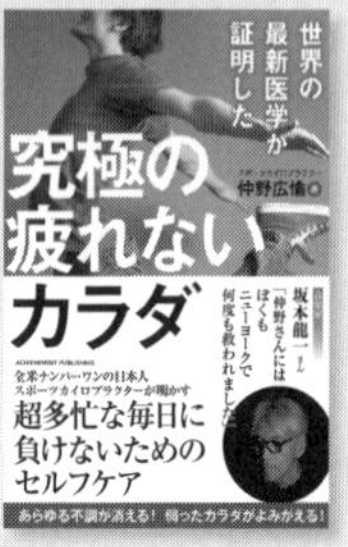

ウォール街のビジネスパーソン、ハリウッドスター、
五輪メダリストも実践。10万人を治療した
NY在住のスポーツカイロプラクターが教える
「疲れないカラダ」の秘密

仲野 広倫　著
定価:1300円+税　B6変型判／並製本／280頁